上肢周围神经损伤
与辅助器具应用

中国残疾人辅助器具中心 ◎ 主编

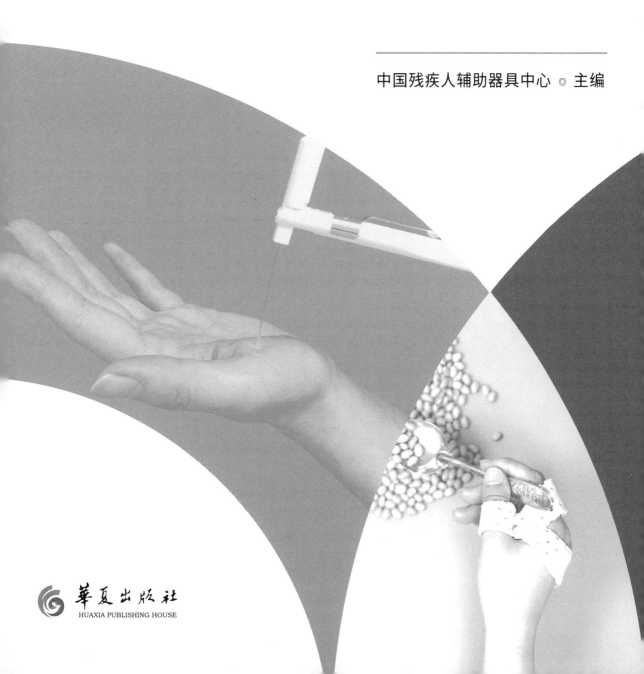

华夏出版社
HUAXIA PUBLISHING HOUSE

编委会名单

主　编　刘静娅　首都医科大学　中国康复研究中心
副主编　刘　畅　首都医科大学附属北京康复医院
　　　　郭铁军　首都医科大学　中国康复研究中心
　　　　杨　絮　首都医科大学　中国康复研究中心

编　委　（按拼音字母顺序）
　　　　柴双双　首都医科大学附属北京同仁医院
　　　　郭铁军　首都医科大学　中国康复研究中心
　　　　李　冬　北京市普仁医院
　　　　李　滔　长沙年轮骨科医院
　　　　李文静　首都医科大学　中国康复研究中心
　　　　李雨桐　中国残疾人辅助器具中心
　　　　刘　畅　首都医科大学附属北京康复医院
　　　　刘静娅　首都医科大学　中国康复研究中心
　　　　潘庆珍　长沙年轮骨科医院
　　　　王　琪　中国残疾人辅助器具中心
　　　　杨　絮　首都医科大学　中国康复研究中心

前　言

　　辅助器具是提高残疾人生活质量和社会参与能力的器具。随着中国经济的发展和人民生活质量水平的日益上升，国家对残疾人事业及康复辅助器具产业越发重视。为了让广大残疾人共享经济社会发展成果，将疾病、障碍及辅助器具结合在一起成为辅助器具在临床及社区中高度应用的方向。周围神经损伤作为常见的外伤所致疾病，具有发病率高、障碍特征明确、对辅助器具需求量大等特点，周围神经损伤辅助器具的制作与应用是临床医学工作者、康复专业相关工作者及辅助器具开发者必不可少的专业知识。

　　辅助器具是供功能障碍者使用的，特别制作或一般可得到的，用于防止、减轻、补偿、抵消功能障碍的任何产品（包括器具、设备或技术系统）。本书为系列丛书之一，以上肢周围神经损伤为切入点进行辅助器具制作与应用的介绍，可以作为广大临床医学工作者、康复专业相关工作者及辅助器具开发者的参考用书。

　　本书涉及上肢周围神经损伤的众多障碍类型，共分为七章，分别从周围神经损伤定义、评估及治疗，周围神经损伤辅助器具疗法的流程、目的、设计及选择，各种临床常见上肢周围神经损伤的概况、功能障碍特点、康复训练、辅助器具的选择与使用，以及常见上肢周围神经损伤辅助器具的制作等方面全面地为广大临床医学专业、康复专业相关工作者及辅助器具开发者介绍了所需掌握的基本知识和实践技能。

　　在编写过程中，本书以国内外专业文献及专业书籍为理论依据，包含编写人员多年临床经验，并对涉及的辅助器具使用与制作及临床康复训练中常用的方法进行了拍摄及手工绘制，内容具有较强的可操作性。本书的编写人员是在临床从事康复治疗工作多年的康复治疗师及中国残疾人辅助器具中心的专业辅助器具从业人员，具有扎实的理论基础及丰富的临床经验。

　　由于时间仓促，内容涉及范围较广，加之国内辅助器具在临床中的应用及发展同国外相比尚缺乏经验，难免出现不足之处，敬请阅读本书的各位同行提出宝贵意见，以利于再版时修订完善。

本书在编写过程中，得到了系列丛书主编黄富表老师、吴葵老师及中国残疾人辅助器具中心的各位老师们的支持和帮助，同时各编委均利用业余时间完成编写，谨在此表示衷心感谢！

刘静娅

2021 年 1 月

目　录

第一章

周围神经损伤

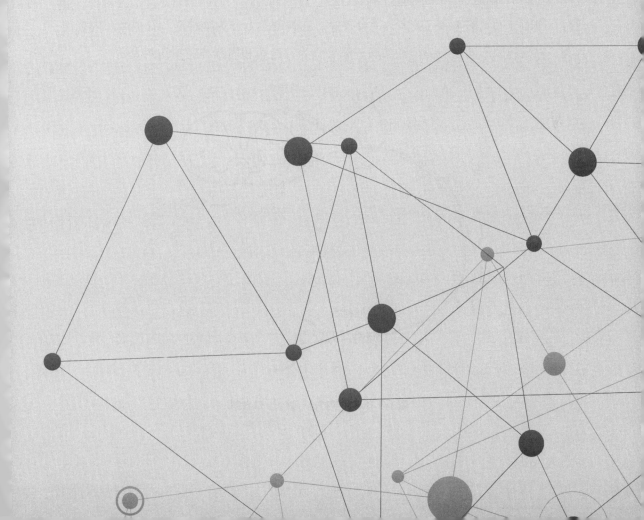

第一节　周围神经损伤

人体神经系统（nervous system）是由神经组织组成的对机体生理功能的调节起主导作用的系统，包括中枢神经系统和周围神经系统两大部分。中枢神经系统包含脑和脊髓，其主要功能是传递、储存和加工信息，产生各种心理活动，支配与控制人的行为。周围神经系统是指脑和脊髓以外的所有神经，包括神经节、神经干、神经丛及神经末梢。

根据周围神经作用的不同，周围神经可分为传入神经和传出神经。传入神经是感觉神经纤维，负责将感觉传送到大脑；传出神经为运动神经纤维，负责传出大脑的运动指令。周围神经还可根据支配的对象不同分为躯体神经和内脏神经；躯体神经分布于体表、骨、关节和骨骼肌，内脏神经分布于内脏器官、心血管、平滑肌和腺体，包括交感神经和副交感神经。

周围神经（图1-1-1）多为混合神经，在解剖学上分为脑神经、脊神经和内脏神经。根据病因不同，周围神经疾病一般可分为神经病和周围神经损伤两大类。

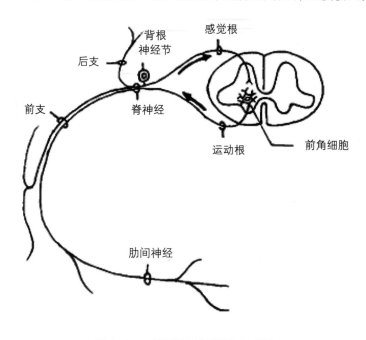

图1-1-1　周围神经（臂丛）示意图

一、周围神经损伤的概念

（一）周围神经损伤的概念

1. 概念　周围神经损伤（peripheral nerve injury, PNI）是脑神经、脊神经和内脏神经由于外伤、感染、压迫、中毒、缺血和营养代谢障碍而形成的不同程度的损伤和疾病。

2. 周围神经损伤的原因　周围神经损伤的原因可分为：牵拉损伤、切割伤、压迫性损伤、火器伤、缺血性损伤、电烧伤、放射伤、药物注射性损伤及其他医源性损伤，详见表1-1-1。

表 1-1-1　周围神经损伤的原因分类

周围神经损伤原因	表现
牵拉损伤	外源性：体外牵拉因素致伤，如产伤、腋杖过高压伤腋神经 内源性：体内组织损伤，如骨痂压迫桡神经损伤
切割伤	神经单独或与其他组织同时被切断，如砍伤
压迫性损伤	如臂丛神经损伤
火器伤	枪伤或弹片损伤：如神经干损伤伴有骨折、血管、神经缺损
缺血性损伤	创伤因素：动脉受损造成神经营养障碍 非创伤因素：动脉栓塞造成神经营养障碍
电烧伤	电流的贯通性损伤：周围神经软组织的破坏
放射伤	放射线损伤：晚期肿瘤等的放射治疗
药物注射性损伤	注射治疗：伤及坐骨神经、桡神经
其他医源性损伤	外科手术：骨折内固定术等造成神经损伤

按 Seddon 的观点，周围神经损伤可分为三类：神经断裂、轴突断裂、神经失用，三者的特征见表1-1-2。

表 1-1-2　三种周围神经损伤的特征

类别		神经断裂	轴突断裂	神经失用
原因		切伤、撕裂伤、枪弹伤、骨折、牵引、注射、手术、缺血等	同神经断裂，还有长期压迫、摩擦、冻伤等	枪弹伤、牵引、短暂压迫、冻伤、手术、缺血等
主要病理损害		完全解体	神经纤维断裂，施万鞘保持完整	较大纤维的选择性脱髓鞘，无轴突变性
症状	解剖的连续性	可丧失	保持	保持
	运动瘫痪	完全	完全	完全
	肌萎缩	进行性	进行性	很少
	感觉障碍	完全	完全	常无
	自主神经障碍	完全	完全	常无
电诊断	变性反应	有	有	无
	病灶远端神经传导	无	无	保存
	运动单位动作电位	无	无	无
	纤颤电位	有	有	偶见
恢复	手术恢复	主要	不需要	不需要
	恢复速度	修补后每日 1~2mm	每日 1~2mm	迅速、数日或数星期
	性质	不完全	完全	完全

（二）周围神经损伤的分类与症状

上肢周围神经损伤常见分类为臂丛神经损伤、桡神经损伤、正中神经损伤、尺神经损伤及指神经损伤。

1.臂丛神经损伤　臂丛神经损伤是上肢周围神经损伤的一个常见类型，主要表现为肩胛带周围肌肉出现疼痛、无力和萎缩等。臂丛神经损伤的常见原因有车祸伤、产伤、颈部的牵拉伤、运动伤、药物性损伤及手术伤等。

2.桡神经损伤　桡神经是全身神经中最易受损伤的，常并发于肱骨中段骨折。肱骨上部骨折、腋杖压迫、上肢置于外展位的手术、肱骨干中下 1/3 骨折、肱骨髁上骨折、桡骨茎突骨折、陈旧性骨折、大量骨痂生成及用手臂当枕头或手臂垂挂椅边睡觉等皆可损伤桡神经。此外，刀枪伤可直接损伤该神经。

3.正中神经损伤　肱骨髁上骨折、肘关节脱位、肩关节脱位、腕部切割伤、腕部骨质增生等可致正中神经损伤。

4.尺神经损伤　尺神经损伤的原因可包括肱骨髁上骨折、肘关节脱位、腕部切割伤及枪弹伤等。

5.指神经损伤　在手指或手掌，指神经损伤很常见，大多为锐器伤（如刀、玻璃割伤）及挫伤等所致。

上肢周围神经损伤的症状见表1-1-3。

表 1-1-3　上肢周围神经损伤的分类与症状

损伤分类	症状
臂丛神经损伤	上臂丛神经损伤：肩关节周围肌肉瘫痪，上臂和前臂桡侧感觉障碍 下臂丛神经损伤：爪形手，前臂和手部的尺侧感觉障碍，霍纳综合征
桡神经损伤	下垂手，拇指外展及手指伸展力消失，手背桡侧骨间感觉完全消失
正中神经损伤	猿手畸形，手掌桡侧出现感觉障碍
尺神经损伤	爪形手，小指和环指尺侧感觉障碍
指神经损伤	指神经为纯感觉支，手指一侧或双侧感觉缺失

（三）周围神经损伤的合并症与并发症

周围神经损伤常伴有多种组织损伤，如骨折、血管损害、肌肉撕裂、软组织肿胀、内脏器官损害、脑外伤和／或感染等。其肢体功能障碍主要表现为肌肉瘫痪、萎缩，感觉麻木或丧失，关节挛缩和畸形等。部分神经根损伤及瘢痕卡压时可有顽固性疼痛。合并症与并发症常见于创伤时和治疗过程中，见表1-1-4。

表 1-1-4 周围神经损伤的合并症与并发症

神经损伤阶段	合并症与并发症
创伤时	骨、关节：骨折、脱臼
	皮肤：开放创伤的污染、皮肤缺损
	血管：动静脉损伤
	软组织损伤：肌腱、韧带、关节囊
	其他
治疗过程中	水肿
	肌萎缩
	运动障碍
	挛缩、变形
	感觉障碍 / 异常
	疼痛
	其他

二、周围神经损伤的障碍表现

周围神经损伤后，由于运动功能障碍、感觉功能障碍、交感神经功能障碍等改变，患者的日常活动、学习、生活及业余活动都会受到严重的影响和改变，见表 1-1-5。

1. 运动功能障碍　一般表现为受损神经所支配的肌肉主动运动消失，呈迟缓性瘫痪，肌力降低或消失，腱反射减弱或消失，肌肉萎缩，关节挛缩或畸形。在严重失神经支配的肌腹上方的皮肤处偶尔可看到自发性收缩（肌束震颤）。

2. 感觉功能障碍　因神经损伤的部位和程度不同可表现为：①感觉异常（如局部麻刺感、麻木、冷热感、潮湿感、震动感、刺痛、灼痛、跳痛、刀割样痛、牵拉痛、胀痛、触痛、撕裂样痛、酸痛、钝痛等，特别是在夜晚）；②感觉减退或消失（深浅感觉、复合觉、实体感消失）；③感觉过敏（即感觉阈值降低，轻微刺激即可出现强烈反应，以痛觉过敏最多见，其次是温度觉过敏）等。

3. 交感神经功能障碍　反射性交感神经营养不良综合征是一个涉及交感神经功能障碍的综合征，可包含生理性功能障碍和情绪性功能障碍，常伴发于周围神经损伤，特别是神经撕裂伤。

（1）生理性功能障碍表现为：疼痛、水肿、僵直、骨质疏松、皮肤营养变化（如皮肤干燥、苍白，头发脱落，指甲脆裂，无疼痛皮肤溃疡和受累区域伤口愈合缓慢）、血管舒缩和出汗功能改变。

（2）情绪性功能障碍表现为：情绪不稳、痛阈低、恐惧、敌意、依赖个性、歇斯底里。

4.日常生活活动能力下降　在日常生活中，使用双手的活动会因为周围神经损伤受到不同程度的影响，包括日间的生活活动、学习活动、执业活动及业余活动等。感觉障碍、疼痛、无力、皮肤损害等原因往往也会限制日常生活活动能力。

表 1-1-5　周围神经损伤的障碍表现

障碍类型	表现
运动功能	肌肉运动能力减退，肌力下降或肌肉瘫痪
感觉功能	感觉异常、过敏、减退或消失
交感神经功能	生理性功能障碍、情绪性功能障碍
日常生活活动能力	生活活动、学习活动、执业活动及业余活动障碍

第二节　周围神经损伤的评估

周围神经损伤将引起该神经支配区的运动障碍、感觉障碍和自主神经功能障碍等。其临床表现多种多样，可因病变部位的不同产生很大差异。若要对周围神经损伤进行康复治疗，我们首先要对损伤状况进行评估，以正确了解周围神经损伤的部位、程度及出现的主要功能障碍。

一、常见检查内容及注意事项

（一）感觉检查

感觉是大脑对直接作用于感觉器官的客观事物的反映，是人体对外界的感知。人体感觉包括浅感觉、深感觉及混合觉。周围神经损伤破坏了神经反射途径，造成人体对于外来刺激的感受障碍。具体感觉分类及检查方法见表1-2-1。

表 1-2-1　感觉检查

分类		检查道具	检查方法	备注
浅感觉	触觉	棉签或毛笔	触及皮肤	不产生皮肤变形
	触压觉	单丝	触及皮肤	单丝产生变形
	痛觉	大头针	触及皮肤	产生轻度皮肤变形
深感觉	温度觉	试管和水	冷暖试管贴近皮肤	常温水和45℃热水
	位置觉	徒手	摆放患侧肢体	健侧模仿
混合觉	运动觉	徒手	被动活动患肢	说出运动部位方向
	振动觉	音叉	触及骨突出部	感知震动
	两点分辨觉	两点辨别器	触及或滑动	感知触点和滑动方向

1. 单丝测验　临床中使用的是直径和硬度不同的5根单丝棒，其中，2.83号棒为绿色（表示触觉正常），3.61号棒为蓝色（表示触觉减退），4.31号棒为紫色（表示

保护性知觉减弱），4.56 号棒为红色（表示保护性知觉消失），6.65 号棒为红色（表示除深部压觉以外的所有感觉消失，不能测定）。

检查方法（见图 1-2-1）：①首先使用 2.83 号绿色棒对手掌、手指、手背进行粗略检查，确定正常和异常区域；②然后使用 2.83 号绿色棒从指尖开始向中枢方向进行细致检查，操作时将单丝端从距离被检者手指上方 2.5 厘米处开始用 1.5 秒的时间向下接触到皮肤，使单丝弯曲，1.5 秒后原速返回原来的位置。③ 2.83 号绿色棒和3.61 号蓝色棒的检查，在同一位置要重复 3 次，只要有一次应答，就可以认为有感知。其他 3 根单丝棒的检查只进行 1 次即可，如果没有应答，就可以选择下一号粗的单丝棒继续进行检查。

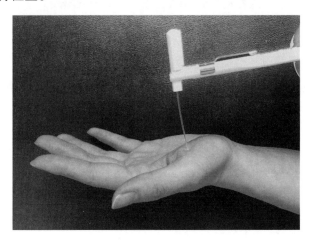

图 1-2-1　单丝测验

2. 两点分辨觉检查　两点分辨觉检查分为静态和动态两种，检查方法见图 1-2-2。静态两点分辨觉检查方法：检查前应先让患者感受两点和一点刺激的区别；检查时，令患者闭眼，两点与手指长轴平行施加刺激，两点要同时接触皮肤，力度适当，不能使皮肤发白。同一位置的检查需要两点和一点无规律交替进行刺激。同一位置两点距离可以重复，有 2 次答对就可以进行更短的两点距离的检查。

动态两点分辨觉检查方法：两点和一点交替进行刺激，刺激沿手指或手掌长轴的方向，由近端向远端慢速滑动。

判断标准：小于等于 5mm 为正常，大于等于 6mm 小于等于 10mm 为良，大于等于11mm 小于等于 15mm 为可。

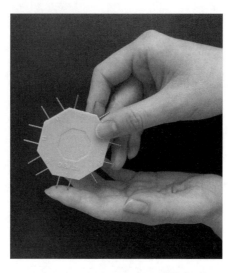

图 1-2-2　两点分辨觉检查

3.感觉检查注意事项　①应在安静的环境下进行，需要患者意识清醒，患者宜闭目。②检查时要避免暗示性语言提示。检查开始前要向患者说明检查目的、方法，取得患者理解和配合。③调整好患者体位，充分暴露检查部位，注意两侧比较。从正常侧开始检查，先让患者感知正常感觉。④先进行浅感觉检查，以免深感觉和混合觉受影响。

（二）关节活动度检查

关节活动度（range of motion, ROM）是指关节的远端接近或离开近端运动，远端骨所达到的新位置与开始位置之间的夹角，有主动与被动之分，主动的关节活动度是指人体自身的主动随意运动而产生的运动弧，被动的关节活动度是指由他人帮助使关节运动时产生的角度。

1.影响因素

（1）生理因素：关节的解剖结构，肌肉或肌群的肌力和伸展性，周围软组织的弹性，关节面的大小，关节囊的薄厚、松紧度，关节韧带的多少与强弱等。

（2）病理因素：疼痛，肌肉痉挛，软组织挛缩，周围软组织瘢痕与粘连，关节内积液、游离体，关节结构异常、周围水肿，关节控制障碍等。

2.测量方法　关节活动度的常用测量工具为通用量角器。上肢主要关节活动度和测量方法见表 1-2-2。

表 1-2-2 上肢主要关节活动度测量方法

部位	运动	体位	量角器位置			正常活动范围
			轴心	固定臂	移动臂	
肩	屈、伸	坐或立位，臂置于体侧，肘伸直	肩峰	与腋中线平行	与肱骨纵轴平行	屈：0°~180° 伸：0°~50°
	外展	坐或立位，臂置于体侧，肘伸直	肩峰	与身体中线（脊柱）平行	与肱骨纵轴平行	0°~180°
	内旋、外旋	仰卧，肩外展90°，肘屈曲90°	尺骨鹰嘴	与腋中线平行	与前臂纵轴平行	各 0°~90°
肘	屈、伸	仰卧、坐或立位，臂取解剖位	肱骨外上髁	与肱骨纵轴平行	与桡骨纵轴平行	0°~150°
前臂	旋前、旋后	坐位，上臂置于体侧，肘屈曲90°	尺骨茎突	与地面垂直	腕关节背面或掌面	各 0°~90°
腕	屈、伸	坐或立位，前臂完全旋前	尺骨茎突	与前臂纵轴平行	与第2掌骨纵轴平行	屈：0°~90° 伸：0°~70°
	桡偏、尺偏	坐位，屈肘，前臂旋前，腕中立位	腕背侧中点	前臂背侧中线	与第3掌骨纵轴平行	桡偏：0°~25° 尺偏：0°~55°

3.注意事项 关节活动度的测量主要是为了确定关节活动受限的部位、程度，每次测量允许有5°的误差。检查者在测量关节活动度时应尽可能排除或减少测量影响因素，保持测量时相关条件的一致性。因此要注意：①采取正确的测量体位，防止代偿动作；②正确选择及使用量角器；③先测量主动关节活动度，随后测量被动关节活动度；④将测量结果与健侧进行对比；⑤测量环境、道具及测量实施者前后要保持一致。

（三）水肿

水肿是影响关节活动度的原因之一，水肿的测量方法通常有两种，一种是容积测量法，另一种是周长测量方法。计量器测量也是可用的测量方法之一，但因测量仪器要求较高，故不常用。

1.容积测量法 容积测量法是通过容积的差记录身体某一部分组织的变化，常用来测量上肢的水肿情况。方法是准备两个足够大的盛水容器，需能将手臂伸进去并带有刻度，放入相同体积的适量的水，然后将两侧相对应的被测量部位轻轻伸入容器中，观察刻度的变化，测量的两侧相对应部位的刻度差，就是患侧肢体的水肿程度。应该注意的是，皮肤开放性伤口没有愈合、术后有经皮固定和外固定装置、怀疑愈合的移植皮肤有感染、测试过程中肢体处于检查体位可显著增加疼痛和水肿、因痉挛或瘫痪影响测量等情况不适于容积测量法。测量误差允许有 3mL。

2. 周长测量法

（1）圆周法：测量方法是使用毫米刻度的卷尺来测量肢体最粗大部位的周长，如上臂、前臂、大腿、小腿等的周长。应该注意的是，在重复多次测试时，每次必须在完全相同的部位进行测量，才能够进行测量数据前后的比较，见图 1-2-3、图 1-2-4。

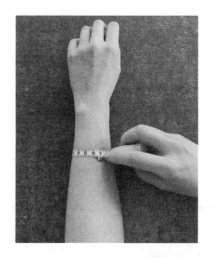

图 1-2-3　前臂水肿测量

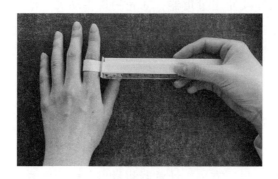

图 1-2-4　手指水肿测量

（2）八字测量法：测量方法是使用毫米刻度的卷尺，在手部绕八字测量，测量时要求患者拇指外展，其余四指伸直内收，步骤见图 1-2-5。

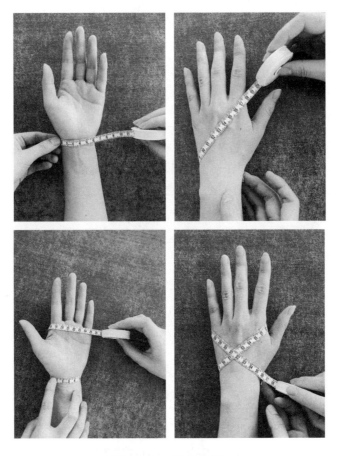

图 1-2-5　八字测量法

3.计量器测量　计量器是一种测量上肢水肿的光电自动化测量方法，已被证明是一种快速、卫生的评估方法。它类似于计算机断层成像术，能快速估计肢体体积，可测量肢体任意部位的体积，显示肢体或肢体节段的形状，可在数秒内准确计算体积变化。

（四）肌力检查

肌力评估对肌肉骨骼系统疾病、神经系统疾病及周围神经损伤疾病的功能评估有着重要的意义。神经完全损伤后，肌力完全消失。而神经不完全损伤多表现为肌肉萎缩，肌力降低。神经恢复后，通过强化训练，部分肌力可逐渐恢复。肌力检查有助于掌握周围神经损伤恢复情况。

检查方法一般采用徒手肌力评定（manual muscle test, MMT）和器械肌力检查法（包括握力计、捏力计、张力计、拉力计等）。

1.徒手肌力评定 徒手肌力评定的判定标准分为6个等级（见表1-2-3）。这种肌力评定方法应用方便，无需特殊的检查器具，不受检查场所的限制，以被测试者自身各肢体的重量作为肌力评价基准进行判断。需要评定的上肢主要肌肉及肌力评定表见表1-2-4。

表 1-2-3 MMT 肌力分级标准

级别	名称	评定标准	相当于正常肌力（%）
0	零（zero，O）	肌肉无收缩	0
1	微缩（trace，T）	近端肌肉可见收缩	10
2	差（poor，P）	近端和远端肌肉均可见收缩	25
3	尚可（fair，F）	能抗重力完成全关节活动度的运动，但不能抗阻力	50
4	良好（good，G）	能抗重力及较小阻力完成全关节活动度的运动	75
5	正常（normal，N）	能抗重力及较大阻力完成全关节活动度的运动	100

表 1-2-4 肌力评定表

肌肉	评级					
	0级	1级	2级	3级	4级	5级
前锯肌						
菱形肌						
肩胛提肌						
斜方肌上部						
冈上肌						
冈下肌						
小圆肌						
三角肌						
肩胛下肌						
大圆肌						

肌肉	评级					
	0级	1级	2级	3级	4级	5级
背阔肌						
胸大肌						
胸小肌						
肱二头肌						
肱桡肌						
肱三头肌						
旋前圆肌						
旋前方肌						
尺侧腕屈肌						

徒手肌力评定时应该注意：①采取正确的测试姿势；②固定近端肢体，防止代偿性姿势；③一般先检查健侧肢体，再查患侧肢体，以便两侧对比；④阻力施加于被测试关节肢体的远侧，并保持均匀施加阻力；⑤尽快将在同一肢位上的动作全部查完，避免患者过度疲劳；⑥运动后或饱餐后不宜进行。

2. 器械肌力检查　在上肢周围神经损伤的恢复过程中，握力和捏力的检查一般采用器械进行测量。

握力检查一般使用握力计（见图1-2-6）。在进行测量之前，将握力计调整到和被测者的手相匹配的程度，然后将握力计置于桌面上，令被测者用最大力握紧握力计，测量者记录测量值。同样的方法测量3次，求平均值。

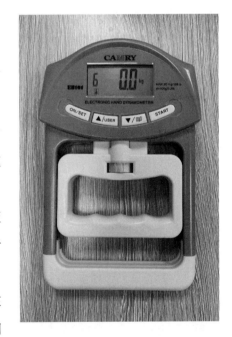

图1-2-6　握力计

捏力检查使用捏力计进行测量（见图1-2-7）。测量时让被测者拇指与其他手指分别相对，用最大力捏捏力计，记录测量值。同样方法测量 3 次，求平均值。

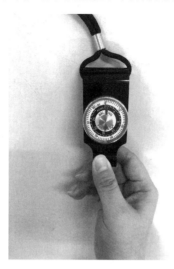

图 1-2-7 捏力计

3.周长测量法 测量受伤肢体的周长也可以帮助判断肌力的变化。因为肌力的大小受肌肉纤维的横截面积影响，横截面积越大，肌力越大，两者成正比。周围神经损伤造成的肌纤维营养障碍，使肌纤维萎缩，肌肉横截面积减小，形成肌萎缩，最终导致肌力下降。所以，测量肢体周长并进行前后比较，可以判断肌力的变化。

检查方法是测量肌腹最粗部位的周长，并进行健侧和患侧的比较，或者进行同一位置不同时期周长测量结果的比较。

（五）上肢功能检查

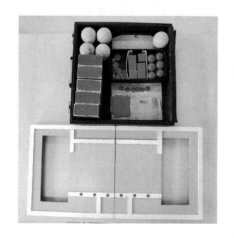

图 1-2-8 STEF 检查工具

简易上肢功能检查（simple test for evaluating hand function, STEF）能使测量者在短时间内简单了解上肢的动作能力，特别是客观地评价活动的速度。进行这个检查，可以判定被测者上肢能力的恢复水平与手眼的协调性，可以客观地评估同一被测者前后 2 次检查的变化。检查工具见图 1-2-8，检查表及各年龄组得分范围见表 1-2-5 和表 1-2-6。

表 1-2-5　简易上肢功能检查

姓名：　　　　　　性别：　　　　　　年龄：　　　　　　住院号：

科室：　　　　　　床号：　　　　　　利手：　　　　　　临床诊断：

项目 评价	被检手	限制时间（秒）	所需时间（秒）	得分										时间内个数	差的指标
				10	9	8	7	6	5	4	3	2	1		
检查1 大球	右	30		5.9	7.7	9.5	11.3	13.1	14.9	16.7	18.5	20.3	30.0		1.2
	左	30		6.5	8.6	10.7	12.8	14.5	17.0	19.1	21.2	23.3	30.0		1.4
检查2 中球	右	30		5.3	7.1	8.9	10.1	12.5	14.3	16.9	17.9	19.7	30.0		1.2
	左	30		5.6	7.4	9.2	11.0	12.8	14.6	16.4	18.2	20.0	30.0		1.2
检查3 大立方	右	40		8.7	11.4	14.1	16.8	19.5	22.2	24.9	27.6	30.0	40.0		1.8
	左	40		9.5	12.5	15.5	18.5	21.5	24.5	27.5	30.5	33.5	40.0		2.0
检查4 中立方	右	30		8.3	10.7	13.1	15.5	17.9	20.3	22.7	25.1	27.5	30.0		1.6
	左	30		8.7	11.1	13.5	15.9	18.3	20.7	23.1	25.5	27.9	30.0		1.6
检查5 木圆片	右	30		6.3	8.4	10.5	12.6	14.7	16.8	18.9	21.0	23.1	30.0		1.4
	左	30		7.0	9.4	11.8	14.2	16.6	19.0	21.4	23.8	26.2	30.0		1.6
检查6 小立方	右	30		7.2	9.3	11.4	13.5	15.6	17.7	19.8	21.9	24.0	30.0		1.4
	左	30		7.7	9. 8	11.9	14.0	16.1	18.2	20.3	22.4	24.5	30.0		1.4
检查7 布	右	30		6.1	8.2	10.3	12.4	14.5	16.6	18.7	20.8	22.9	30.0		1.4
	左	30		6.8	9.2	11.6	14.0	16.4	18.8	21.2	23.6	26.0	30.0		1.6
检查8 金属圆片	右	60		10.2	13.5	16.8	20.1	23.4	26.7	30.0	33.3	36.6	60.0		2.2
	左	60		11.7	15.9	20.1	24.3	28.5	32.7	36.9	41.1	45.3	60.0		2.8
检查9 小球	右	60		12.4	17.5	22.6	27.7	32.8	37.9	43.0	48.1	53.2	60.0		3.4
	左	60		13.1	18.5	23.9	29.3	34.7	40.1	45.5	50.9	56.3	60.0		3.6
检查10 金属棍	右	70		15.4	21.1	26.8	32.5	38.2	43.9	49.6	55.3	61.0	70.0		3.8
	左	70		16.5	22.2	27.9	33.6	39.3	45.0	50.7	56.4	62.1	70.0		3.8
评分	左侧　　分				右侧　　分						年　　　月　　　日				
备注															

表 1-2-6 各年龄组得分界限

年龄（岁）	正常值		
	最高	平均	最低
3	85	57	28
4	93	71	49
5	100	85	71
6	100	91	78
7	100	95	90
8	100	97	90
9	100	98	94
10	100	99	95
11~13	100	99	96
14~19	100	100	98
20~29	100	100	99
30~39	100	100	98
40~49	100	99	96
50~59	100	98	92
60~69	100	96	88
70~79	100	90	75
80 及以上	100	83	66

（六）上肢实用性检查

1. Moberg 拾物试验　准备 10 种日常生活中经常使用的不同材质的物品，放在容器内，令患者分别在睁眼和闭眼的情况下，将物品逐一放入另一容器内，并辨别物品种类，检查用具见图 1-2-9。

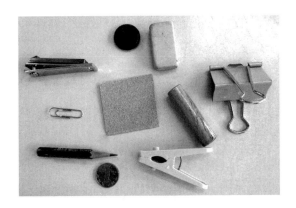

图 1-2-9 Moberg 拾物试验检查用具

2. Dellon 拾物试验　把 12 种不同的金属物品放入不透明的容器内，且眼睛看不到容器的内部，让被测者辨别物品的种类，检查用具见图 1-2-10。

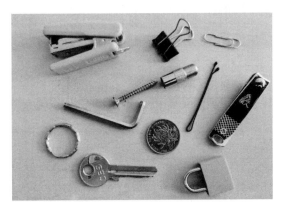

图 1-2-10 Dellon 拾物试验检查用具

二、恢复状态的检查

1. 感觉功能的恢复

（1）神经干叩击试验（Tinel 征）：这是一种检查神经再生的简单方法。神经损伤后或损伤神经修复后，沿该神经干远心端向近心端叩击，若在相应平面出现支配区的放射痛或过电现象，即为蒂内尔征（又称 Tinel 征）阳性。这一体征对神经损伤的诊断和神经再生的进程有较大的判断意义。在神经轴突再生，但尚未形成髓鞘之前，外界的叩击可使神经出现疼痛、放射痛和过电感等过敏现象。沿修复的神经干叩击，当到达神经轴突再生前缘时，患者即有上述感觉。定期重复此项检查，可了解神经再生的速度。

（2）两点分辨觉检查和O'Rian温水浸泡起皱试验：这两种检查是检测周围神经完全损伤后感觉恢复的好方法。

①两点分辨觉检查：两点分辨觉检查提供了感觉恢复的定量检查方法。它是应用两点分辨觉检查盘（Dellon盘）进行检查，无疼痛感。在患者皮肤上随机轻轻使用Dellon盘，可以帮助治疗师检测出皮肤的神经支配区域和失神经区域。

②O'Rian温水浸泡起皱试验：O'Rian温水浸泡起皱试验是另一项有临床意义的试验。该试验是将患者的手浸泡在42.2℃的清水中20~30min，直到出现皱纹。此时，擦干患者的手，照相，并按0°~3°分级。0°表示缺乏皱纹，3°表示正常皱纹。O'Rian温水浸泡起皱试验为手的周围神经部分损伤和完全损伤提供了一个客观的测试方法，但不适合外伤患者。引起皱纹的生理机制尚不清楚。该试验有助于确定感觉再生的速度，提供失神经的记录图形。

（3）周围神经损伤后的感觉功能恢复等级见表1-2-7。

表 1-2-7　周围神经损伤后的感觉功能恢复等级

恢复等级	评定标准
0级（S0）	感觉无恢复
1级（S1）	支配区皮肤深感觉恢复
2级（S2）	支配区皮肤浅感觉和触觉部分恢复
3级（S3）	皮肤痛觉和触觉恢复，且感觉过敏消失
4级（S4）	感觉达到S3水平外，两点分辨觉部分恢复
5级（S5）	完全恢复

2.运动功能　周围神经损伤后运动功能恢复的评估见表1-2-8。

表 1-2-8　周围神经损伤后的运功能恢复等级

恢复等级	评定标准
0级（M0）	肌肉无收缩
1级（M1）	近端肌肉可见收缩

续表

恢复等级	评定标准
2 级（M2）	近端和远端肌肉均可见收缩
3 级（M3）	能抗重力完成全关节活动度的运动，但不能抗阻力
4 级（M4）	能抗重力及较小阻力完成全关节活动度的运动
5 级（M5）	能抗重力及较大阻力完成全关节活动度的运动

三、日常生活活动能力评估

日常生活活动（activities of daily living, ADL）是指人们为了满足日常生活需要、维持生存及适应生存环境而每天必须反复进行的、最基本的、最具有共同性的活动，包括人们为了照料自己的衣食住行、保持个人卫生整洁和进行独立的社区活动所必需的一系列基本活动。ADL 能力反映了人们在家庭（或医疗机构内）和社区中的最基本能力，ADL 能力评估对确定患者能否独立及独立的程度、判定预后、制订和修订治疗计划、评估治疗效果、安排返家或就业都十分重要。

（一）日常生活活动的范畴

日常生活活动包括运动、自理、交流及家务活动等。运动方面有床上运动、轮椅上运动与转移、室内或室外行走、公共或私人交通工具的使用。自理方面有更衣、进食、如厕、洗漱、修饰（梳头、刮脸、化妆等）。交流方面有打电话、阅读、书写、使用电脑、识别环境标志等。家务劳动方面有购物、备餐、洗衣、使用家具与环境控制器（电源开关、水龙头、钥匙等）。

（二）日常生活活动能力的分类

1. 基础性或躯体性日常生活活动能力　基础性或躯体性日常生活活动（basic or physical activities of daily living, BADL 或 PADL）能力是指每日生活中与穿衣、进食、保持个人卫生等自理活动和坐、站、行走等身体活动有关的基本活动，反映了个体较基本的粗大的功能。

2.工具性日常生活活动能力 工具性日常生活活动（instrumental activities of daily living, IADL）能力是指人们在社区中独立生活所需的较高级的关键性技能，如家务杂事、炊事、采购、骑车或驾车、处理个人事务等，大多借助工具进行，故称为工具性日常生活活动能力。IADL 能力是在 BADL 能力基础上实现的，反映较精细的功能，是患者实现自我照料并保持一定社会属性的基础。

（三）评估方法

日常生活活动能力的评估，常采用量表评估法。通过直接观察 ADL 的实际完成情况或询问方式进行评估。常用的标准化 BADL 评估方法有巴塞尔指数（Barthel index，又称 Barthel 指数）及功能独立性评定量表（functional independence measure, FIM）等。

Barthel 指数是国际康复医学界常用的方法，具有评估简单、可信度高、灵敏度高的优点，使用广泛，而且可用于治疗效果评价和预后判断。目前广泛使用的是改良的 Barthel 指数（modified Barthel index, MBI）。该量表共 10 项内容，总分 100 分，得分越高，独立性越强，依赖性越小，见表 1-2-9。

表 1-2-9 MBI 的内容及评分标准

项目	评分标准			
	独立	较少依赖	中等依赖	完全依赖
1.进食	10	5	2.5	0
2.如厕	10	5	2.5	0
3.梳洗修饰	5	2.5	1.25	0
4.洗澡	5	2.5	1.25	0
5.更衣	10	5	2.5	0
6.体位转移	15	7.5	3.75	0
7.行走（步行或使用轮椅）	15	7.5	3.75	0
8.上下楼梯	10	—	5	0

项目	评分标准			
	独立	较少依赖	中等依赖	完全依赖
9. 小便控制	10（无失禁）	5（失禁 1~2 次 / 天）		0（失禁≥ 3 次 / 天）
10. 大便控制	10（无失禁）	5（失禁 1~2 次 / 天）		0

总分 60 分以上提示被测者生活基本可以自理；60~40 分提示生活需要帮助；40~20 分提示生活需要很大帮助；20 分以下提示生活完全需要帮助。Barthel 指数 40 分以上者的康复治疗效果最值得期待。

（四）日常生活活动能力评估的实施及注意事项

1. 直接观察　ADL 能力评估可在实际生活环境中进行，评估人员观察患者完成实际生活中动作的情况，以评估其能力；也可以在 ADL 专项评估环境中进行，评估活动地点在 ADL 能力评估训练室，在此环境中令患者完成动作，较其他环境更易取得准确结果，且评估后也可根据患者的功能障碍在此环境中进行训练。

2. 间接评估　有些不方便完成的动作，可以通过询问患者本人或家属的方式取得结果，如患者的大小便控制、个人卫生管理等。

3. 注意事项　①评估前与患者交谈，让患者明确评估的目的，取得患者的理解与合作；②评估前须对患者的基本情况有所了解，如肌力、关节活动度、平衡能力等，还应考虑到患者的社会生活环境、反应性、依赖性等；③重复评估时应尽量在同一条件下或环境下进行；④分析评估结果时应考虑有关的影响因素，如患者的生活习惯、文化素养、职业、社会环境、评估时的心理状态及合作程度等。

四、生活质量的评估

生活质量（quality of life, QOL）评估能够反映周围神经损伤患者在维持身体活动、精神活动、社会生活状态等方面的能力和素质，判断康复治疗的效果，评估患者的生活质量在康复治疗中发生的变化，现已被广泛使用在多种疾病康复疗效的判定中。

生活满意指数量表 A（life satisfaction index A, LSIA）是一种常用的主观生活质量评估方法。评估时，患者需仔细阅读 20 个项目，然后在每项右方的"同意""不同意"和"其他"栏中符合自己意见的分数上做出标记。满分 20 分，正常者为 ≥ 12 分，评分越高，生活质量越佳（详见表 1-2-10）。

表 1-2-10　生活满意指数量表 A

项目	同意	不同意	其他
1. 当我年纪变大时，事情似乎会比我想象的要好些	2	0	1
2. 与我认识的多数人相比，我更好地把握了生活中的机遇	2	0	1
3. 这是我生活中最消沉的时间	2	0	1
4. 我现在和我年轻的时候一样快活	2	0	1
5. 我的生活原本应该是更好的时光	2	0	1
6. 这是我生活中最佳的几年	2	0	1
7. 我做的大多数事情都是恼人的和单调的	0	2	1
8. 我希望将来发生使我感兴趣和愉快的事情	2	0	1
9. 我所做的事情和以往的一样使我感兴趣	2	0	1
10. 我觉得自己衰老和有些疲劳	0	2	1
11. 我感到我年纪已大，但这不会困扰我	2	0	1
12. 当我回首往事时，我相当满意	2	0	1
13. 即使我能，我也不会改变我过去的生活	2	0	1
14. 和与我年龄相当的人相比，在生活中我已做了许多愚蠢的决定	0	2	1
15. 和其他与我同龄的人相比，我的外貌很好	2	0	1
16. 我已经为 1 个月甚至 1 年后该做的事制订了计划	2	0	1
17. 当我回首人生往事时，我没有获得大多数想要的重要的东西	0	2	1
18. 和其他人相比，我常常沮丧	0	2	1
19. 我在生活中得到了相当多的我所期望的东西	2	0	1
20. 不管怎么说，许多普通人越过越糟，而不是越过越好了	0	2	1

第三节　周围神经损伤的治疗

导致周围神经疾病或损伤的因素多种多样，神经损伤后，即使损伤程度相似，但如果损伤机制不同，治疗方式也会有所不同，是否进行手术、何时进行手术、选择何种手术方式也有很大差异。

一、保守治疗（非手术治疗）

周围神经损伤早期，尚不能明确损伤性质及是否出现神经失用、神经轴索损伤或部分非重要功能损伤，治疗时应根据不同时期、不同病情进行有针对性的处理。对周围神经损伤患者进行治疗主要是解决以下问题。

1. 预防与治疗并发症

（1）水肿：可采用抬高患肢、弹力绷带压迫患肢，给患肢做轻柔的向心按摩与被动运动、热敷、温水浴、蜡浴、红外线、电光浴、超短波、短波及微波等方法来改善局部血液循环，减轻组织水肿或促进积液的吸收。

（2）挛缩：积极预防，除采用预防水肿的方法外，还应将受累肢体及关节保持在功能位置上，可使用三角巾、矫形器、石膏托或其他支具进行固定或支托。如已出现挛缩，则应进行挛缩肌肉、肌腱的被动牵伸，受累肢体的按摩，各种温热疗法、水疗法等治疗。应用矫形器时，应根据损伤神经的不同而选用不同类型的矫形器。矫形器的重量宜轻，尺寸要合适，并注意避免对感觉丧失部位的压迫。进行被动牵伸时，动作应缓慢，范围逐渐增大，切忌粗暴，以免引起新的损伤。

（3）继发性外伤：因损伤神经所支配的皮肤、关节的感觉丧失，无力对抗外力，故易遭受外伤。由于创口常有营养障碍，一旦发生创伤，治疗较难。对丧失感觉的指尖部、足底部等要经常保持清洁，并应用手套、袜子等进行保护。在使用热疗时要特别慎重，避免造成感觉丧失部位的烫伤。可对创口采用超短波、微波、紫外线、激光等方法进行治疗，以促进创口愈合。

2. 促进神经再生　对保守治疗与神经修补术后患者早期应用超短波、微波、紫外线、超声波、磁疗等可促进水肿消退和炎症吸收，改善组织营养状况，有利于损伤神经的再生，同时可应用促神经再生药物。

3. 保持肌肉质量，期待神经再支配　周围神经损伤后，在受累肌肉完全瘫痪、肌电图检查尚无任何动作电位或只有极少的动作电位时，可采用电针、电刺激疗法、按摩、被动运动及传递神经冲动等方法，以防止、延缓和减轻失神经肌肉萎缩，保持肌肉质量，期待神经再支配，当肌肉有极弱收缩时，可采用增强性肌电生物反馈疗法，以帮助恢复肌力。

4. 增强肌力，促进运动功能的恢复　当受累肌肉的肌电图检查出现较多的动作电位时，患者就应开始进行增强肌力训练，以促进运动功能的恢复。训练中应根据损伤神经所支配的肌肉的肌力不同而采用不同的训练方法与运动量。

受累神经支配肌肉主动运动困难（肌力为 1 级）时，可使用助力运动。受累肌肉的功能已有部分恢复，但力量仍较弱（肌力为 2~3 级）时，可进行范围较大的助力运动、主动运动及器械性运动，但应注意运动量不宜过大，以免肌肉疲劳，还须注意随着肌力的增强，应逐渐减小助力的力量。当受累肌肉的肌力增至 3~4 级时，可进行抗阻练习，以争取肌力的最大恢复，同时进行速度、耐力、灵敏度、协调性及平衡性的专门训练。

根据功能障碍的部位、程度及肌力、肌耐力的检测结果，指导患者进行相关的作业治疗。如上肢周围神经损伤者可进行编织、泥塑、打字、修配仪器等操作，下肢周围神经损伤者可进行蹬自行车、缝纫机、落地式织布机等练习。治疗中不断增加训练的难度与时间，以增强灵活性与耐力，但应注意预防由感觉障碍导致的机械损伤。

同时要注意，长年累月做某些职业性活动可致使某些神经受到长期的、反复的微小损伤（劳损），这些微小损伤又可引起周围神经损伤，在应用作业疗法治疗这些周围神经损伤时，应当避免使用那些可致劳损的作业活动（表 1-3-1）。

5. 促进感觉功能的恢复　周围神经损伤后，对于有麻木等异常感觉者，可采用低频电疗、电按摩及针灸等治疗；对于实体感缺失者，当指尖感觉有所恢复时，可在布袋中放入日常可见的物品（如手表、钥匙等）或用各种材料（如纸、绒布、皮革等）卷成不同圆柱体，让患者用患手进行探拿，以训练实体感觉。此外，可轻拍、轻擦、叩击、冲洗患部，或通过让患者用患手触摸各种图案、擦黑板上的粉笔字及推挤装入袋中的小球等方法来进行感觉训练。

表 1-3-1 可引起周围神经劳损的活动

活动	周围神经损伤
缝纫、针织、打字、抽真空、用力擦洗	腕管综合征
反复把肘部放置在坚硬的平面上，或长时间保持屈肘同时前臂旋前的姿势及做此种活动	尺神经麻痹
在长时间下蹲位或坐位时把一条腿跷起放在另一条腿上	腓神经麻痹
用肩抬负重物	肩胛上神经麻痹

6.解除心理障碍 周围神经损伤患者往往伴有心理问题，担心损伤后的经济负担，担心不能恢复，以及由此而发生的家庭与社会问题，有的还牵涉一些法律纠纷。临床可采用医学宣教、心理咨询、集体治疗、患者示范等方式来消除或减轻患者的心理障碍，使其发挥主观能动性，积极地进行康复治疗。亦可通过作业治疗来改善患者的心理状态，如采用治疗性游戏（各种棋类游戏、掷包、套圈、投篮球、扔简易保龄球等），此法不但可训练上肢、下肢、躯干，而且可在心理方面取得较好的效果。

对于保守治疗无效且又适合或需要手术治疗的周围神经损伤患者，应及时进行手术治疗。对于受累肢体功能不能完全恢复或完全不能恢复者，应视具体情况分别为其设计、配制辅助器具，进行代偿功能训练。

二、外科治疗

周围神经损伤的康复治疗主要是手术前和手术后的治疗。如进行保守治疗，则按前述治疗方法进行康复治疗。如后期进行择期手术，则术前应进行必要的功能锻炼及理疗，尽量维持与改善关节活动度和肌肉的功能，为手术及术后康复创造较好的条件。术后可按照不同的手术方式，进行有针对性的康复治疗。

1.治疗原则

（1）闭合性神经损伤：在闭合性神经损伤的患者中，神经损伤距心脏越近，观察期越长。一般把观察时间设定在 1~3 个月；对于臂丛神经损伤等距心脏近的神经损伤，观察期可延长至 6 个月。闭合性神经损伤可以采取保守治疗，主要包括神经营养药物治疗与神经电刺激治疗。闭合性神经损伤超过3个月者，如果神经功能没有恢复，或恢复的中断时间较长，或呈跳跃式恢复，均应考虑手术探查。

（2）开放性神经损伤：任何开放性神经损伤，均应争取一期修复，一期修复是指在6~8小时之内，修剪断端失活及污染组织，无张力吻合神经。对于一期伤口不能吻合神经的情况，可以考虑在伤口愈合后，损伤2~4周之内，延迟修复神经。原则上应该尽早进行修复神经，从而最大限度地恢复神经功能。

（3）慢性卡压性疾病：对于慢性卡压性疾病，由于其病程长、病程变化较慢且有波动、神经连续性存在等特点，是否进行手术治疗需要参考病情演变过程的快慢、非手术治疗的效果及患者全身系统性疾病史等诸多因素。

2. 手术方法　周围神经损伤的手术方法包括神经松解术、神经缝合术、神经移植术及神经移位术，详见表1-3-2。

表1-3-2　周围神经损伤的手术治疗

手术方法	适应证	术后处理	预后
神经松解术	**神经外松解术**：①周围神经卡压性疾病，常见有腕管综合征、肘管综合征、胸廓出口综合征等；②神经连续性存在的闭合性神经损伤，常见有肱骨骨折移位引起的桡神经损伤、肩关节脱位复位引起的腋神经损伤 **神经内松解术**：进一步打开神经的束膜，暴露神经纤维。目前应用较少	石膏固定，使神经吻合口处无张力，固定时间一般需要6周。去掉石膏后，进行功能训练及物理治疗。神经功能未恢复前，可用支具保持关节功能位固定，预防继发畸形产生	神经连续性存在，神经功能恢复速度较快，部分患者可以达到完全或近乎完全的功能恢复
神经缝合术	**神经外膜缝合**（图1-3-1）：在肢体近端，神经功能性分束一般不是很明确，可以采用神经外膜缝合的方法 **神经束膜缝合**（图1-3-2）：神经束膜缝合一般适用于肢体远端的神经损伤。肢体远端神经的功能性分束比较明确，束对束吻合可以较良好地恢复神经功能	患者常规需要石膏或支具固定患肢4~6周，以避免神经吻合口张力过大。6周后，即使去除患肢的固定，关节活动度也需要逐步增大，避免损伤神经吻合口	结合年龄、神经损伤程度、神经损伤的特点等综合评估。如患者能够积极配合康复治疗，患肢功能可以部分或完全恢复

续表

手术方法	适应证	术后处理	预后
神经移植术	神经断伤后缺损较大，经游离神经、屈曲关节或神经移位后无法在张力下直接缝合者，应采用神经移植术（图1-3-3）。多采用自体次要皮神经修复较大神经，常用腓肠神经、隐神经、前臂外侧皮神经、股外侧皮神经、桡神经浅支，可取20~40cm。临床上经常使用的还有带蒂神经移植术，通常用于缺损范围较大的尺神经和正中神经治疗	移植神经长度一般会略长于神经缺损区间的长度，所以术后的肢体固定可以使关节处于休息位等放松位置，固定时间在3~4周。术后功能训练强调供区神经的功能锻炼	如能保证神经缝合口的质量、保持缝合口的无张力状态，同时患者能够积极配合进行相应的康复治疗，神经移植术后的患肢功能也能部分或完全恢复
神经移位术	主要适用于神经损伤后神经近侧断端不能用于修复的患者，如臂丛神经根性损伤，近端损伤在椎管内或近椎管，无法进行神经近断端与远断端的缝合修复，需要进行神经移位术重建损伤神经的功能。神经移位术的动力神经的选取原则为切断后对功能无明显影响且运动神经纤维含量较高的神经。神经移位术后，既不会产生新的功能障碍，同时又对神经运动功能恢复有利	需要用支具等将肢体固定在特定的位置，保护吻合口不受牵拉，同时通过康复训练利用近端动力神经原有的动作带动远端受体神经需要修复的动作。训练既包括神经功能纤维再生的过程，也包括了大脑皮层重新整合恢复的过程	神经移位术较难使患肢完全恢复功能，但适当的肢体和大脑重塑等功能训练可以恢复患肢的部分功能

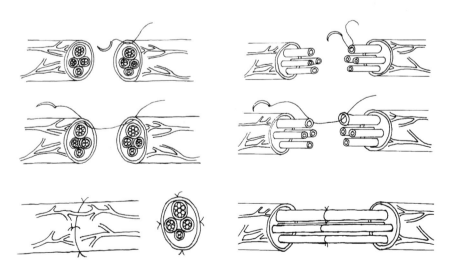

图 1-3-1　神经外膜缝合　　　　图 1-3-2　神经束膜缝合

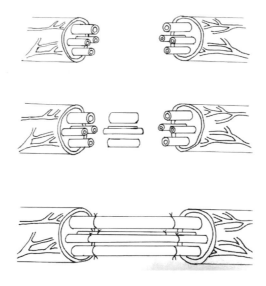

图1-3-3　神经移植术

3.影响周围神经损伤手术预后的因素

（1）年龄：年龄是周围神经损伤修复的显著影响因素之一。在相同损伤条件下，儿童患者的神经再生能力明显优于成年患者。这可能与儿童患者既有周围神经再生速度快，又有良好的中枢神经适应性、大脑重塑功能的特点有关。

（2）神经损伤平面：对于较长的神经（正中神经、尺神经、桡神经等），高位神经损伤功能恢复情况较低位神经损伤差，而且恢复时间长。神经再生距离长，感觉、运动功能恢复的时间也长，有时即使神经纤维再生至效应器，感觉、运动的效应器也已经退化而不能产生相应的功能改善。

（3）损伤神经的特性：周围神经多是感觉与运动的混合神经。但神经功能越单一，支配肌肉越少，神经功能恢复就越好。

（4）病程长短：神经损伤与神经修复之间的时间间隔会直接影响运动功能恢复的情况。神经损伤后的修复每延迟6天，神经功能最大恢复程度将损失1%，而且3个月后，这种功能损失还会加速。运动功能恢复对修复延迟较为敏感；而修复延迟对感觉功能恢复的影响相对较小。

（5）损伤的原因：不同的损伤机制一方面影响着损伤两端的距离和质量，另一方面影响着损伤后的神经血运和瘢痕情况，这些都会影响神经再生结果。

三、周围神经损伤的风险因素管理

周围神经损伤常合并外伤、水肿、运动功能障碍、感觉功能障碍等多种问题，因此在其恢复过程中，为了避免二次损伤延缓神经功能的恢复，需注意以下多方面的风险因素的管理，详见表 1-3-4。

表 1-3-4　周围神经损伤的风险管理

风险因素	原因
外伤和烫伤的发生	由于感觉功能障碍和自主神经功能障碍，机体自我保护机制下降，容易产生新的创伤，继发感染、溃疡，导致愈合延迟，所以要指导患者避免烫伤等二次损伤
瘫痪肌肉的过度伸展	避免因重力引起的瘫痪肌肉的过度伸展和作用于关节肌肉的力量不均衡，因此，姿势的控制和关节活动度很重要，避免过度拉伸造成的肌肉功能消失
妨碍其他损伤组织的修复	有骨、肌腱、皮肤等其他组织的合并损伤时，必须优先考虑这些组织损伤的恢复，不要妨碍这些组织的修复和治愈过程。一般在损伤早期，维持和改善关节活动度是必要的，但不能阻碍相关组织的修复和治愈
神经缝合部位的断开	神经修复手术后，为了防止神经缝合部位的断开，这些部位需要约 4 周的完全固定，确认损伤和修复的间隙与紧张程度，牵拉要缓慢进行，必须注意在多重组织损伤的情况下不要再次引起神经的断裂
神经肌肉过度负荷	即使神经恢复到可以再次支配肌肉的程度，肌肉力量仍比较薄弱，特别容易疲劳，肌力强化训练必须逐步进行

第四节 周围神经损伤与辅助器具

一、辅助器具疗法的流程

常规治疗是针对患者的疾病和症状的，而辅助器具的适配指的是使用辅助器具"有望起到治疗作用＝促进愈合"。目前辅助器具疗法的流程是：评估 → 确定目标 → 设计 → 制作 → 适应性检查 → 装备程序立案 → 治疗、训练、指导 → 效果判定 → 判断脱具时期 → 确定极限。然而，我们在重新审视这一流程时发现，从常规治疗的意义上来说，辅助器具的适配所起到的作用是不充分的。

二、康复评估

辅助器具将决定肢位、牵引力、压迫部位的选择等基本的条件，为了更有效地使用辅助器具，掌握病情并进行准确的功能评估是必不可少的。

（一）功能障碍与原因

要确定患者功能障碍的原因，首先要查明问题是在骨、关节、皮肤，还是在肌肉、肌腱、神经，或是否与炎症有关。当多种问题复合时，如果解决功能障碍的目标和治疗的目标不一致，就会发生辅助器具不适配的情况。

（二）有创及无创治疗

治疗师需要熟知现有的针对损伤或障碍的治疗方法，必须确认手术记录，获得手术部位、手术方法、有无组织缺损、被侵袭的组织等信息。

功能重建术后，治疗师应向手术医生确认皮下组织的状态，如肌腱的颜色、弹性，神经的状态，移植肌的走行，缝合的强度、紧张度，尤其是缝合的强度、紧张度，这是术后防止神经再断裂和确定肌腱最大牵伸活动度的重要参考信息。

（三）患者宣教

在评估过程中，对患者进行宣教并取得患者使用辅助器具的知情同意是不可或缺的一环。根据患者的理解能力，须向患者说明皮肤发红、循环障碍、水肿和疼痛等观察要点。

1.整体的宣教　了解患者各种需求、病情、康复计划及康复计划实施的可能性等。

2.使用辅助器具的相关宣教　包括辅助器具的使用目的、佩戴方法、佩戴时间、管理方法等，患者对辅助器具的接受程度，家庭成员对辅助器具佩戴和训练的配合程度，适用年龄及职业因素等。

三、使用辅助器具的目的

治疗师在对患者进行评估后，即可确定辅助器具的适应证，同时也可以明确辅助器具的目的和功能。周围神经损伤的辅助器具往往被当作无创疗法或康复治疗的替代。治疗师若不思考"为什么要佩戴""佩戴时间需要多久""怎样使用"等问题，就让患者直接使用辅助器具，是起不到作用的。要根据相邻关节和周围软组织的情况确定具体的用途和功能。

（一）保护周围神经

对于受外伤或疾病影响的神经，在治疗期间，要避免对其施加有害的力（外力、肌肉收缩的内力）。

（二）缓解症状

从解剖学和形态学上来讲，以腕管综合征为代表的周围神经卡压性疾病是躯体某些部位容易受到挤压，并伴随关节运动等机械刺激，进而出现症状恶化。在静息位下避免增加对神经的刺激，可以缓解疼痛和麻木等症状。

（三）预防神经缝合部位的分离、二次断裂

在进行针对神经的手术（缝合、移植、剥离）时，术后要立即在良肢位下对患

肢进行石膏固定，在石膏拆除后也要继续对神经进行保护。为减少神经张力，患者需要在治疗前、后（包括夜间）佩戴辅助器具。

（四）瘫痪肌肉的保护与功能再学习

周围神经损伤恢复期的治疗要点是在神经恢复期间，让肢体保持在可用的状态下，加强预防肌肉用力不均衡所致的挛缩，维持和改善被动关节活动度。因此，在恢复期使用辅助器具的目的如下。

1. 保护瘫痪肌肉　防止瘫痪肌肉被过度牵伸。

2. 辅助、代偿丧失的功能　通过外力及协同肌的作用重建丧失或低下的功能，将关节保持在功能位，以扩大运动功能。

3. 瘫痪肌肉的功能再学习　为了增加残存肌的肌力，恢复并提高瘫痪肌的收缩能力，需控制好肌肉的张力，为肌肉收缩创造有利条件。

（五）预防挛缩变形

瘫痪肢体需保持良肢位摆放，保护关节周围组织和瘫痪肌肉，预防因拮抗肌群收缩而导致的挛缩变形。当关节周围组织和瘫痪肌肉已经发生挛缩变形时，应改善被动关节活动度。

（六）功能重建术后使用辅助器具的目的

术前治疗的目的是要增加功能重建所必需的关节活动度，增强移行肌肉的肌力。术后，则要逐渐控制移行肌腱的张力，通过降低移行肌腱的张力来去除固定引发的挛缩，同时防止二次断裂；还要通过肌腱的滑动引起移行肌肉运动，使其重新获得运动能力，起到功能转换的作用。因此，使用辅助器具的目的如下。

1. 确保术前关节活动度　确保功能重建所必需的关节活动度。

2. 维持和增强移行肌肉的肌力　将移行肌肉的肌力作为力源，尽可能强化。

3. 术前预康复　模拟术后肢体状态，讨论重建手术内容，签订知情同意书，还要学习术后需要获得的运动。

4. 术后移行肌腱的休息和保护　拆除石膏后，应防止移行肌腱二次断裂，包括在以主动运动为中心的治疗前、后（包括夜间）佩戴辅助器具，帮助降低移行肌腱的张力。

5. 术后肌肉功能再学习　以主动辅助运动为主，控制移行肌肉的紧张度，在移行肌腱滑动时，提高自主收缩功能。

6. 重建后运动模式学习　促进已获得的新运动的功能转换。

四、辅助器具的设计与选择

明确目的后，开始进行辅助器具的设计及种类、型号、形状、材料的选择。

（一）设计的一般原则

1. 外观简洁　不过于显眼，不影响日常生活。

2. 不限制未受累部位的功能　不固定不必要的正常关节。

3. 不覆盖手掌内侧　要露出手掌内侧知觉完整的皮肤。

4. 易穿脱　要保证患者自己可独立完成穿脱辅助器具。

5. 儿童的特殊性　儿童辅助器具须无毒，易保持清洁，使用结实的材料制作。要保证贴合手形，不能自行摘除。需指导父母（或护士、老师等）辅助器具的正确使用方法。可让儿童在制作完成的辅助器具上，涂上喜欢的颜色，使用边角料进行装饰，让儿童更加珍惜地使用。

（二）静态矫形器和动态矫形器

在辅助器具的设计阶段，最重要的是要判断选择静态矫形器（static orthosis）还是动态矫形器（dynamic orthosis）。

1. 静态矫形器　常适用于骨、关节和皮肤的损伤，也可用于发生炎症时，具有局部保护，休息，预防关节挛缩、变形，保持关节正常的力线，支撑不稳定的关节，拉长愈合的肌腱，伸展皮肤及缓解压迫、运动受限等作用。可给予持续、稳定的静止性伸长，从而矫正挛缩、变形。

2. 动态矫形器　常用于肌肉、神经系统的损伤，也可用于预防瘢痕，促进愈合，还可以代偿瘫痪肌的作用，协助功能重建，防止术后移行肌腱粘连，使移行肌腱获得滑动功能，强化残存肌的肌力等。但因其佩戴时容易引起循环功能障碍，或疼痛、压迫创伤等发生风险较高，需充分考虑到佩戴时力的方向调节、受力部位的管理、佩戴时间的调整等，动态矫形器也可用于矫正陈旧性的关节挛缩。尤其是在伤口愈合过程中，若无运动的禁忌，可积极地运用动态矫形器。

（三）材料的选择

热塑板材的厚度、颜色、有无表面涂层及是否有孔均存在差异。预先切割的（预切割）材料和成套零件也可以被纳入选择。此外，还需考虑软化温度的差异（低温、高温材料）、硬化时间的长短（长的达 4~6 分钟）、有无形状记忆性等各种特征。材料还需在加热后变得黏稠，互相粘连（自粘性），在成型时变透明，并能显示皮肤状态，且油性好。根据目的和部位分别使用不同的材料，可进行更好地生产。在实际使用各类材料时，应熟知其性质再进行选择。

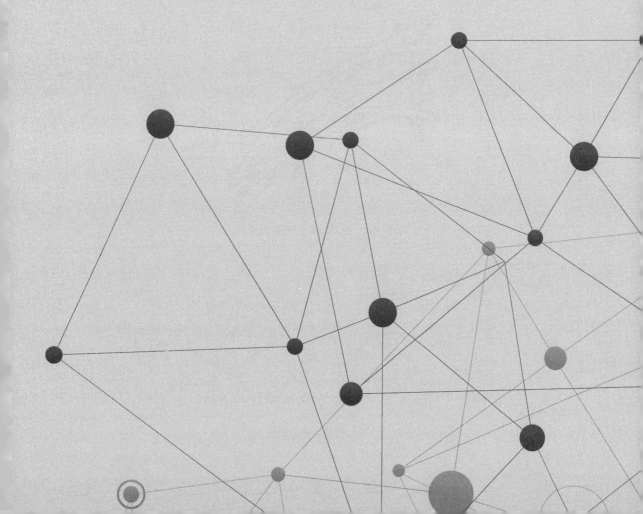

第二章

臂丛神经损伤

第一节　臂丛神经损伤

一、臂丛神经解剖

臂丛神经由根、干、股、束、支五大部分组成。根部为 C_5~C_8 前支和 T_1 前支的大部分；各神经根出椎间孔后在斜角肌外侧缘合成 3 个干，其中，C_5 与 C_6 组成上干，C_7 独立形成中干，C_8 与 T_1 组成下干；每个干分为前股和后股；上干前股与中干前股组成外侧束，下干前股为内侧束，3 个干的后股组成后侧束；各束在喙突平面分出上肢的主要神经支，其中，外侧束分出肌皮神经与正中神经外侧根，后侧束分出桡神经和腋神经，内侧束分出尺神经与正中神经内侧根；正中神经内侧根和外侧根于腋动脉前方组成正中神经主干，见图 2-1-1。臂丛的分支、走行及相应支配肌肉、皮肤感觉，见图 2-1-2 和表 2-1-1。

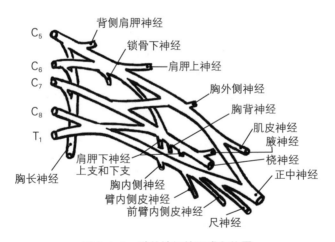

图 2-1-1　臂丛神经的组成和位置

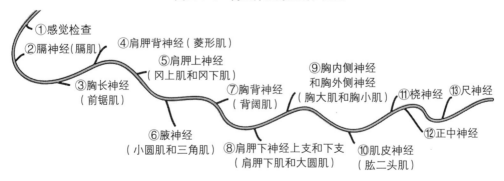

图 2-1-2　简化的臂丛神经走行

表 2-1-1 臂丛神经的分支及支配肌肉、皮肤感觉

臂丛神经的分支			支配肌肉、皮肤感觉
根部分支	胸长神经		前锯肌
	肩胛背神经		菱形肌、肩胛提肌
干部分支	肩胛上神经		冈上肌、冈下肌
束部分支	胸内侧神经		胸小肌
	胸外侧神经		胸大肌
	肩胛下神经		肩胛下肌、大圆肌
	胸背神经		背阔肌
	肌皮神经（C_5~C_7）	肌支	喙肱肌、肱肌、肱二头肌
		皮支	前臂外侧的皮肤
	正中神经（C_6~T_1）	肌支	除肱桡肌、尺侧腕屈肌和指深屈肌尺侧半以外的所有前臂屈肌和旋前肌、鱼际肌（除拇收肌）和第 1、2 蚓状肌
		皮支	桡侧半手掌、桡侧 3 个半手指掌面皮肤及其中节、远节指背的皮肤
	尺神经（C_8~T_1）	肌支	尺侧腕屈肌、指深屈肌尺侧半、小鱼际肌、拇收肌、骨间肌和第 3、4 蚓状肌
		皮支	掌侧小鱼际、小指和环指尺侧半的皮肤及背侧手背尺侧半、小指、环指和中指尺侧半的皮肤
	桡神经（C_5~T_1）	肌支	肱三头肌、肱桡肌和桡侧腕长伸肌
		皮支	臂后区、手背桡侧半和桡侧 3 个半手指近节指背的皮肤
	腋神经（C_5~C_6）	肌支	三角肌、小圆肌
		皮支	肩部、臂外侧区上部的皮肤

二、臂丛神经损伤分类

臂丛神经损伤有多种分类方法，临床上最常将其分为：上臂丛神经损伤、下臂丛神经损伤、全臂丛神经损伤，见表 2-1-2。

表 2-1-2   臂丛神经损伤临床分类

分类 / 主要肌肉	运动障碍及体征	感觉障碍
上臂丛神经损伤（C_5、C_6 和 / 或 C_7 损伤，上干损伤）	1. 翼状肩胛 2. 不能耸肩 3. 肩关节不能前屈、外展 4. 肘关节能伸展但不能屈曲 5. 旋后困难 6. 腕及手指伸展力弱	上臂、前臂外侧半和拇指的感觉功能减退
下臂丛神经损伤（C_8、T_1 和 / 或 C_7 损伤，下干损伤）	手内肌全部萎缩，爪形手及扁平手畸形	前臂及手部尺侧感觉缺失，上臂内侧感觉也可能缺失
全臂丛神经损伤（C_5~T_1 损伤，全干损伤）上肢肌肉全部受累	1. 上肢及手部呈迟缓性麻痹 2. 翼状肩胛 3. 上肢腱反射全部消失，皮温略低 4. 晚期上肢肌肉显著萎缩	除上臂内侧外，其余感觉全部缺失

第二节 臂丛神经损伤的评估

臂丛神经损伤后，患者多出现受损神经支配区运动、感觉、自主神经和心理等身体结构和功能的障碍，以及日常生活活动能力、职业能力、社会参与能力等活动和参与能力的下降等。损伤早期进行准确详尽的评估可指导早期手术处理方案的选择、预后判断，以及后期康复治疗计划的制订和修改。应定期进行评估，以便更好地掌握患者神经支配及功能的恢复情况，更好地制订和实施下一步的康复计划。

应用 ICF 框架对臂丛神经损伤患者进行评估，即从身体结构与功能、活动与参与、背景性因素（个人因素和环境因素）等方面对患者进行综合评估。

一、身体结构与功能

（一）面诊

在面诊过程中，通过患侧与健侧肢体的对比，治疗师可以对患者的损伤平面做出大致判断。如上臂丛神经根性撕脱损伤表现为翼状肩胛和斜方肌失用性萎缩，下臂丛神经根性撕脱损伤表现为霍纳综合征（患侧瞳孔缩小、眼睑下垂、眼裂狭小、眼球内陷、无汗等），全臂丛神经根性撕脱损伤则表现为连枷性上臂、翼状肩胛和霍纳综合征。观察患者表情，可以了解患者是否存在患肢疼痛及患者的心理状况等。损伤时间越长，越容易通过面诊做出完整的诊断。

（二）感觉功能检查

感觉神经存在交叉支配的现象，臂丛神经损伤后，感觉消失区域往往要比实际支配区域小，因而单一神经支配区的感觉功能检查对确定臂丛神经损伤的范围更有意义。在对臂丛神经损伤患者进行感觉功能检查时，除了进行一般感觉功能检查，还应重点检查感觉关键点及疼痛。在进行检查时，首先让被检者了解检查的目的与方法，以取得充分配合；从患者主诉的感觉缺失区域逐步向正常部位移行检查，并注意与健侧进行对比。

1. 感觉关键点　对感觉关键点的检查可以帮助确定臂丛神经损伤所累及的神经根，见表 2-2-1。

表 2-2-1　臂丛神经根支配的感觉关键点

臂丛神经根	感觉关键点
C_5	肘前窝外侧
C_6	拇指近节背侧皮肤
C_7	中指近节背侧皮肤
C_8	小指近节背侧皮肤
T_1	肘前窝内侧

2. 疼痛　据统计，臂丛神经损伤会导致 30%~90% 的患者产生慢性疼痛。疼痛的类型可大致分为：肌肉骨骼疼痛、神经病理性疼痛和神经撕脱性疼痛等。

（1）肌肉骨骼疼痛：臂丛神经损伤后，肩胛带肌群、三角肌、肩带肌等肌肉无力，无法拮抗重力作用，上肢重量对肩部、肩胛部、颈部、上背部造成牵拉，引起肌肉痉挛和酸痛；常伴随盂肱关节半脱位。局部损伤也可改变关节周围肌力平衡，引起肌肉痉挛、关节僵直，进而发展为关节挛缩，导致疼痛。

（2）神经病理性疼痛：多见于节后型臂丛神经损伤患者。严重疼痛多见于损伤神经的支配区。当轴突再生时，神经纤维向失神经支配的皮肤区域出芽生长，可能引起局部皮肤感觉过敏。若再生轴突没有生长至目标位置，将会在神经损伤处或沿走行路径形成疼痛性神经瘤。患者神经损伤的皮肤区域可能会存在自发性电击样疼痛感或痛觉过敏。在触诊时，覆盖神经瘤的皮肤区域将会产生撕裂样疼痛感。

（3）神经撕脱性疼痛：90% 的神经撕脱性疼痛患者存在神经根性撕脱损伤，其中，伴有严重慢性疼痛的患者约占 30%。疼痛初始阶段表现为间歇性疼痛，或在损伤后 3 个月出现疼痛，然后疼痛程度逐渐加重。患者常描述为烧灼样、压榨样疼痛，突发性电击感或刺痛感。

（三）运动功能检查

运动功能检查主要是对臂丛神经损伤患者受累神经支配的肌肉的形态、运动功能及邻近关节功能情况进行评估。

1.周长测量 通过测量肢体的周长或体积判断患者受累肌肉萎缩、水肿等的程度及范围。测量工具为卷尺和水容器，可使用卷尺测量患肢周长，用水容器测量患肢体积，并与健侧肢体进行对比。在进行周长测量时应注意卷尺的松紧度和读数的规范化。

臂丛神经损伤患者上肢周长的测量方法如下。

（1）肩关节周长：从肩峰经过腋窝环绕 1 周。

（2）上臂周长：于肱二头肌中部环绕 1 周。

（3）肘关节周长：自尺骨鹰嘴经肱骨内上髁、肘皱襞至肱骨外上髁，环绕 1 周。

（4）前臂周长：于肱骨内上髁下约 6cm 处环绕 1 周。

（5）腕关节周长：经尺、桡骨茎突尖端环绕 1 周。

（6）手指周长：用卷尺分别在各指近、中、远节指节测量其周长。

2.徒手肌力评定 需对臂丛神经主要支配肌肉进行徒手肌力评定，肌力评定表见表 1-2-4。

3.关节活动度 臂丛神经损伤后，患肢水肿疼痛、不良肢位、长期制动、不正确的矫形器应用、上肢肌力减弱等因素导致受累肌与拮抗肌之间失去平衡，关节和关节周围的软组织发生挛缩，使关节主动和被动运动范围受限，限制上肢功能，妨碍神经移植术后肢体功能的恢复。

若测量关节为活动受限关节，测量过程中要注意观察患者在主动或被动运动中是否出现疼痛、疼痛何时发生、疼痛的程度、对疼痛的反应等，是否存在其他关节的联合运动或代偿性运动，运动质量（关节运动是否平顺、肌张力、僵硬等），并与健侧进行对比，综合分析，确定关节活动度受限的原因及程度。

（四）神经干叩击试验

追踪研究 Tinel 征的移动范围，可以判断臂丛神经损伤后的再生情况。远端 Tinel 征持续强于缝合部位，表明神经再生良好；缝合部位的 Tinel 征强于远端，表明神经再生不良；缝合部位 Tinel 征不能向远端进展，表明神经断裂或存在阻碍神经再生的其他损伤。

Tinel 征检查只适用于对浅部感觉神经修复的大致判断，不适用于运动神经及深部感觉神经，也无定量观察意义。C_5 和 C_6 神经根是最表浅的，Tinel 征容易被引出；C_7、C_8、T_1 神经根位置较深，难以评估。

二、活动和参与

臂丛神经损伤会造成患者活动和参与受限。STEF、上肢功能障碍评定量表（disabilities of the arm, shoulder, and hand questionnaire, DASH）、Barthel 指数、生活质量（QOL）、职业能力评估等可被用来综合评估患者的活动和参与能力。

1. 简易上肢功能检查　检查者通过 STEF 可以判定臂丛神经损伤患者受累上肢的运动受限幅度、运动速度、运动耐力等。将多次检查进行纵向对比，可了解肌肉功能恢复的情况及康复治疗的效果。

2. 上肢功能障碍评定量表　DASH 被广泛用于评估上肢功能，检查者可评估臂丛神经损伤患者上肢功能情况及疼痛对其活动的影响情况，见表 2-2-2。

表 2-2-2　DASH 评估量表

A 部分：请您评估在上 1 周内进行下列活动的能力，并请在相应等级的数字上画圈。					
项目	活动能力				
	无困难	有点困难	明显困难但能做到	很困难	不能
1. 拧开被拧紧的或新的玻璃瓶盖	1	2	3	4	5
2. 写字	1	2	3	4	5
3. 用钥匙开门	1	2	3	4	5
4. 准备饭菜	1	2	3	4	5
5. 推开一扇大门	1	2	3	4	5
6. 将物品放到头部上方的小柜子里	1	2	3	4	5

A 部分：请您评估在上 1 周内进行下列活动的能力，并请在相应等级的数字上画圈。

项目	活动能力				
	无困难	有点困难	明显困难但能做到	很困难	不能
7. 繁重的家务劳动（擦地板、洗刷墙壁）	1	2	3	4	5
8. 在花园及院子里劳动（打扫卫生、松土、修剪花草树木）	1	2	3	4	5
9. 铺床	1	2	3	4	5
10. 拎购物袋或文件箱	1	2	3	4	5
11. 搬运重物（超过 5kg）	1	2	3	4	5
12. 更换头部上方的灯泡	1	2	3	4	5
13. 清洗或吹干头发	1	2	3	4	5
14. 擦洗背部	1	2	3	4	5
15. 穿毛衣	1	2	3	4	5
16. 用刀切食物	1	2	3	4	5
17. 轻微体力的业余活动（打牌、织毛衣等）	1	2	3	4	5
18. 使用臂部力量或冲击力的业余活动（使用锤子、打高尔夫球、网球等）	1	2	3	4	5
19. 灵活使用臂部的业余活动（如羽毛球、壁球、飞盘）	1	2	3	4	5
20. 驾驶或乘坐交通工具	1	2	3	4	5
21. 性功能	1	2	3	4	5
22. 影响您同家人、朋友、邻居及其他人群社会交往的程度	1	2	3	4	5
23. 影响您的工作或其他日常活动的程度	1	2	3	4	5

续表

B 部分：请您评估下列症状在上 1 周的严重程度，在相应等级的数字上画圈。

项目	症状严重程度				
	无	轻度	中度	重度	极度
1. 休息时肩、臂或手部疼痛	1	2	3	4	5
2. 活动时肩、臂或手部疼痛	1	2	3	4	5
3. 肩、臂或手部有麻木、针刺样疼痛	1	2	3	4	5
4. 肩、臂或手部无力	1	2	3	4	5
5. 肩、臂或手部僵硬	1	2	3	4	5
6. 肩、臂或手部疼痛对睡眠的影响	1	2	3	4	5
7. 肩、臂或手功能障碍使您感到能力下降、缺乏自信	1	2	3	4	5

DASH 值 = [（A、B 两部分分值总和）−30（最低值）] /1.20

DASH 值为 0 分表示上肢功能完全正常，为 100 分表示上肢功能极度受限。

3. Barthel 指数　臂丛神经损伤对患者日常生活活动能力的影响程度取决于神经受累的程度和范围，以及损伤侧是否为优势侧。Barthel 指数评价简单，可信度高，灵敏度也高。它不仅可以被用来评价治疗前后的功能状况，而且可以预测治疗效果、住院时间和预后，是康复机构应用最广泛的一种 ADL 评价方法，评价表见表 1-2-7。

4. 生活质量（QOL）评估　臂丛神经损伤导致的运动功能障碍、感觉功能障碍及由疼痛导致的睡眠障碍、心理功能障碍、日常生活活动能力障碍等都严重影响了患者的生活质量和生活满意度。检查者可使用世界卫生组织生活质量测定简表（WHOQOL-BRIEF）对患者进行评价。

5. 职业功能评定　职业功能评定一方面要对臂丛神经损伤患者残余的工作能力和潜能进行评定，分析患者的"可就业性"；另一方面要对潜在的工作环境特点和职业对工作者的要求进行评定，分析臂丛神经损伤患者的"可安置性"；然后将这两方面进行对比以评估臂丛神经损伤患者重归工作岗位的可能性。康复医师可将患者转介给职业康复治疗师以进行详细、具体的职业功能评定。

三、背景性因素

背景性因素代表个体生活和生存的全部背景，包括环境因素和个人因素。

1.环境因素的评价　根据 ICF 分类，环境因素包括用品和技术，自然环境和对环境的人为改变，支持和相互联系，态度，服务、体制和政策五大类。临床应据此对与臂丛神经损伤患者相关的环境因素进行系统评价。

评价各种环境因素可达到以下目的：①了解臂丛神经损伤患者在家庭、社区及工作环境中的功能水平、安全性、舒适度及方便度；②找出影响功能活动的积极或消极环境因素；③针对环境因素的消极方面，为患者、家属甚至政府有关部门提供符合实际的解决方案；④评价患者是否需要使用适应性辅助器具或设备及所需辅助器具的类型；⑤对治疗效果进行评价，并指导制订后续治疗方案。

2.个人因素的评价　个人因素是个体生活与生存的特殊背景，由不属于健康状况或健康状态的个人特征所构成。这些因素包括性别、种族、年龄、生活方式、习惯、教养、应对方式、社会背景、教育、职业、过去与现在的经历（过去的生活事件和现在的事件）、总的行为方式与性格类型、个人心理优势及其他特征等，所有这些因素或其中任何因素都可能影响臂丛神经损伤患者与周围相关人员的接触，并对其回归家庭、回归工作、回归社会产生积极或消极的影响。个人因素在 ICF 中没有被分类。

第三节　臂丛神经损伤的康复训练

一、臂丛神经损伤康复训练的目标和计划

（一）康复训练目标

康复训练的主要目标包括：促进神经再生，维持或改善关节活动度，促进感觉功能的恢复，维持并改善肌力，促进运动功能的恢复，防治并发症与合并症，减轻水肿和疼痛，提高患者 ADL 自理能力，促进患者回归家庭、回归工作、回归学校等。

（二）训练计划

根据臂丛神经损伤后疾病发展和神经再生的进程，臂丛神经损伤后的康复训练计划可分为 3 期。

1. 早期（臂丛神经损伤 0~3 周）　该期主要目标为去除致病因素，减轻神经系统症状，缓解疼痛，预防早期并发症和合并症，改善代谢障碍等。

2. 中期（臂丛神经损伤 4~6 周）　该期主要目标为减轻水肿，防止粘连、挛缩和继发畸形，防止肌肉萎缩，控制疼痛，改善感觉功能，对痛觉过敏区域进行脱敏治疗等。

3. 晚期（臂丛神经损伤 6 周以后）　该期主要目标为矫正关节畸形，增加主动与被动关节活动度，增强肌力，改善患侧肢体的灵活性和协调性，提高感觉灵敏度，恢复手功能，提高 ADL 自理能力，使患者早日回归家庭、回归社会，重返工作岗位。

二、臂丛神经损伤的康复训练

（一）促进神经再生

促进神经再生的手段主要有神经生长因子或神经营养因子治疗，神经肌肉电刺激、电体操、微波疗法等物理因子治疗，针灸、穴位注射等传统中医治疗等。

（二）维持或改善关节活动度，防治肌肉关节挛缩

维持或改善关节活动度主要指要防治关节周围软组织和肌肉的挛缩，预防优于治疗。使肢体维持一定的活动度，可以防止肢体发生明显的挛缩。

在急性损伤期的治疗中，锻炼的效果往往会因疼痛、内科疾病或其他损伤的治疗而受到限制。挛缩发展很快，一般 1~2 周就会形成，因此，在医生允许的情况下，越早进行活动越好。治疗挛缩的方法主要有主动与被动运动训练和使用动态矫形器等。

1. 主动与被动运动训练　主动与被动运动训练可以改善失神经支配的肌肉的血液循环，维持肌肉的正常代谢，防止肌肉挛缩，维持关节活动度。

2. 动态矫形器　应用动态矫形器对肌肉、软组织进行持续牵拉，可预防和矫正挛缩畸形，维持或改善关节活动度。

（三）预防或改善肩关节半脱位

上臂丛神经损伤会使肩胛部肌肉张力降低或肌肉麻痹，尤其是肩袖、三角肌等肌肉功能的丧失会导致肩关节半脱位，如果半脱位时间过长会变为全脱位。治疗方法如下。

1. 良肢位摆放可帮助支撑上肢重量，有以下 2 种情况：①患者坐在椅子上时，使用椅子扶手或在上肢下垫枕头以支撑上肢的重量；②患者站立时，可以将上肢放于裤子腰带上或口袋中，以分担上肢重量。

2. 使用肩吊带、功能位的矫形器等支撑上肢重量。

3. 增强肩胛部肌肉的肌力，恢复肌肉对肱骨头的牵拉作用。

（四）增强肌力

肌力增强训练可分为 2 方面：①对未发生萎缩的肌肉进行主动和被动运动训练，防止肌肉萎缩；②对已萎缩肌肉进行肌力维持及强化训练。

（五）感觉再教育

1. 基本原则

（1）每一项训练都要在有视觉反馈和无视觉反馈 2 种情况下进行。

（2）可先用健手找到感觉，再过渡到患手。

（3）训练活动的难度级别适宜。

（4）训练环境安静无干扰。

（5）每次治疗时间不宜过长（10~15 分钟），每天 2~4 次。

感觉再教育需要持续相当长的一段时间，可以一直持续到出院回家后能够用手做家务或参加工作，或到恢复平台阶段。结束治疗后，患者仍要继续积极地用手去做各种精细活动，使获得的进步得到巩固和加强。

2. 训练方法

（1）痛觉、温度觉训练：按闭眼—睁眼—闭眼的程序反复强化练习，使患者通过训练重新建立感觉信息处理系统。

（2）移动性、恒定性触觉训练：用铅笔、橡皮或指尖压在治疗部位，并来回移动。令患者先睁眼注视被压点，然后闭眼感受被压点的触感，如此反复练习。恒定性触觉训练程序与移动性触觉训练相同，即睁眼—闭眼—睁眼，该训练程序有利于促进学习的整合。

（3）实体觉训练：实体觉训练应在安静的治疗室中进行，要求在训练过程中遮蔽患者双眼，通常用一个帘子将患者的手和视线分开。实体觉训练可以按识别物品、识别物品的质地、识别日常生活用品 3 个阶段依次进行。

臂丛神经损伤患者的感觉再教育训练应根据感觉恢复的顺序进行。

（六）疼痛管理

疼痛是臂丛神经损伤患者最常见的症状之一，治疗方法可分为物理因子治疗、痛觉脱敏治疗等。

1. 物理因子治疗

（1）神经肌肉电刺激疗法（neuromuscular electrical stimulation, NMES）：据报道，NMES 对维持与改善关节活动度、促进肌肉收缩、改善肩关节半脱位和减轻疼痛均有显著作用。

（2）经皮神经电刺激疗法（transcutaneous electrical nerve stimulation, TENS）：TENS 治疗神经性疼痛的机制基于疼痛闸门控制学说，包括对脊髓、深部大脑、运动皮质的刺激等。研究表明，脊髓刺激和深部大脑刺激都能治疗顽固性神经疼痛。

（3）脊髓电刺激（spinal cord electrical stimulation, SCS）：有研究称，用脊髓电刺

激疗法调控神经，可使臂丛神经损伤患者的疼痛感可减轻 50%。

（4）生物反馈疗法：对慢性疼痛具有治疗作用。

2.痛觉脱敏治疗　臂丛神经损伤患者常伴有痛觉过敏表现。痛觉脱敏治疗以提高疼痛阈值为基础，通过连续不断地增加刺激，使患者对疼痛的耐受力逐渐增加。

在进行脱敏治疗时，首先要保护痛觉过敏的皮肤部位，可使用轻型夹板、羊毛制成的套子或弹性垫。随着治疗的深入，逐渐取消保护性用具。

对痛觉过敏皮肤的刺激可以依照 4 个阶段渐进：

①用音叉、石蜡、按摩等方法产生较轻柔的振动；

②利用小的按摩器摩擦按摩或用铅笔末端的橡皮头持续按压产生中等强度的振动；

③辨别各种质地的材料，从细质到粗质，如棉球、羊毛、小豆、小胶粒、毛刷等；

④使疼痛部位参与活动，活动的种类可根据患者的兴趣和职业进行选择。

（七）水肿的处理

水肿的处理措施主要有以下几点：

①被动运动；

②抬高患肢；

③使用弹力手套、弹力袖套、压缩服，可以与肩吊带和矫形器配合；

④当出现顽固性水肿时，需要正规的淋巴水肿管理方案，包括人工引流、淋巴水肿绷带、使用连续性淋巴压缩机或穿戴压缩服等。

（八）健侧上肢的使用／利手交换训练

臂丛神经损伤后，治疗师应教会患者能量保存技术，以防止健侧上肢受累或减轻其受累程度。

指导患者如何处理日常生活动作而不会使健侧上肢负担过重，如何制订合适的任务计划，如何使工作简单化，以及如何使用健侧上肢，这些是治疗师在治疗方面可以给患者提供的一些帮助。另外，还可以给患者提供一些锻炼计划，帮助健侧上肢按照预期计划提高力量和耐力，有助于防止或减少健侧肢体产生新的肌肉骨骼症状。

若患侧上肢为优势侧，且经神经功能检查后，判定运动功能障碍或感觉功能障碍不能恢复时，治疗师可以建议患者进行利手交换练习，即训练健侧上肢为优势侧，患侧上肢为辅助侧，来完成需要双手配合的动作。

（九）提高 ADL 自理能力

治疗师根据 Barthel 指数评估结果确定臂丛神经损伤患者在执行 ADL 时存在的问题点，针对患者最想解决的问题点，提出治疗方案。

治疗方式可分 2 类：一类是"以作业活动为目的"，即通过康复训练达到完成某项日常生活动作的目的；另一类是"以作业活动为手段"，即训练某项受损的日常生活动作。

除上述 2 种方式，治疗师还可以让患者应用代偿技术来执行 ADL，提高患者 ADL 自理能力。代偿技术，也称适应疗法，是指通过各种适应的方法来补助和代偿患者已丧失的功能，改善作业活动水平，提高患者 ADL 自理能力、学习能力和工作能力等。代偿技术主要体现在以下 3 方面：①作业活动的代偿技术；②完成作业活动方法的代偿技术；③环境改造，包括物质环境改造和社会环境改造。

（十）臂丛神经损伤的教育

1. 对患者的教育

（1）重视患者的伤残接受度和创伤后应激反应，并根据患者的年龄、性别、职业、功能状况等实际情况，给予有针对性的健康宣教和有效的心理干预措施等，以提高患者的心理健康水平和生活质量。

（2）鼓励患者日常活动，提高患者睡眠质量，缓解抑郁和焦虑症状来改善患者身体或情绪反应及疼痛。

（3）嘱患者注意保护修复后的神经，避免牵拉，特别要注意感觉丧失区域的皮肤护理，由于这些部位感觉丧失，营养较差，要避免受压和冷热刺激，防止烫伤和冻伤等二次损伤，指导患者对该区域多加按摩与清洁。

（4）嘱患者应密切观察矫形器固定的肢体，防止压疮。

（5）指导患者臂丛神经损伤的代偿技术。

（6）指导患者适当进行上肢锻炼，防止出现肌肉废用综合征。

（7）让患者意识到主动锻炼对受伤肢体功能恢复的重要性。

（8）指导患者辅助器具基本的适配标准和穿脱说明，让患者在日常使用中学会评估辅助器具的适用性。

（9）告知患者有关于使用矫形器等辅助器具的潜在问题及如何解决这些问题，防止出现严重问题。

2. 对患者家属及其他照护人员的教育

（1）嘱患者家属及其他照护人员做好患者的皮肤护理。臂丛神经损伤患者的皮肤在早期干燥、脱屑，晚期则变得薄而光滑细腻，因此皮肤护理对患者而言很重要。指导家属及其他照护人员选用温水对患肢皮肤进行擦洗，在擦洗过程中勿用肥皂，需涂抹护肤油，防止患者搔抓患肢，避免皮肤烫伤、冻伤或其他刺激。

（2）嘱家属及其他照护人员在术后观察患肢末梢的颜色，避免患肢受压或扭曲。注意患肢保暖，若发现异常情况，及时报告医生等进行处理。

（3）做好家属的思想工作。家属的态度对患者的康复具有非常重要的意义，积极的态度有利于康复，反之则会阻碍康复的进展。

（4）指导家属及其他照护人员辅助患者进行康复锻炼的方法。

（5）指导家属及其他照护人员辅助患者进行辅助器具穿脱、护理的方法。

第四节　臂丛神经损伤辅助器具的选择与使用

一、臂丛神经损伤辅助器具的选择

（一）考量与评估

在选择辅助器具时，康复医生、康复治疗师和辅助器具服务人员必须针对臂丛神经损伤患者的身体结构与功能、活动与参与、个人因素与环境因素及相关辅助器具进行完整的考量与评估，才能选出适合患者的辅助器具。

1.患者因素的考量与评估

（1）功能和残疾：包括身体结构与功能、活动与参与。

①身体结构：臂丛神经损伤患者的上肢的周长、长度等，会影响其选用的辅助器具的周长或长度。

②运动功能、活动与参与：臂丛神经损伤患者上肢存在围度的变化、失用性肌萎缩、关节畸形、瘢痕、保护性关节位置固定、肌力或耐力的衰退等问题，会造成臂丛神经损伤患者上肢肌力、耐力、手部抓握能力等方面的问题，导致其在执行日常生活、工作、学习、休闲娱乐活动上存在困难，评估其困难点，并选择合适的辅助器具。

③感觉功能：触觉、温度觉、运动觉、位置觉、震动觉、两点分辨觉、实体觉等感觉的减退或丧失及痛觉过敏等，会导致臂丛神经损伤患者在活动与参与上存在障碍，进而影响其辅助器具的选择。感觉功能减退患者可戴防护手套、防切手器及使用防撞条、防撞桌角等来防止烧烫伤、切伤、磕碰伤等二次损伤；另外，在使用矫形器时，也要使用衬垫并时常检查皮肤颜色，以防矫形器对肢体造成压迫。

④心理社会功能：根据臂丛神经损伤患者心理社会功能状况选用适合的辅助器具。如对于存在抑郁情绪的患者，在选择辅助器具时，尽量选择温暖的、使人安静的颜色，尽量避免使用黑色，以免加重其抑郁情绪。

（2）背景性因素：包括个人因素和环境因素。

①个人因素：性别、民族、受教育程度、个人喜好、价值观、动机、意志力、对辅助器具的接受度等均会影响臂丛神经损伤患者辅助器具的选择和使用依从性。若臂丛神经损伤患者认为日常生活自理没那么重要时，他 / 她可能会倾向于由家人辅助其完成，而不是选择生活自理相关辅助器具来完成相应活动。此外，家属及患者本人对于辅助器具的接受度往往会影响辅助器具被买回来后的利用率。

②环境因素：主要包含臂丛神经损伤患者可以获得的社会支持、自身或家庭的经济状况及患者的家庭环境、社区环境、工作环境、休闲娱乐场所等周边环境。

A.社会支持：包括家属或其他照护人员、医护服务、社会团体服务、政策支持等。

B.经济状况：在选购辅助器具之前，患者自身或家庭的经济状况也要被考虑在内，在患者或家庭能承受的范围之内，选择最适合患者的辅助器具，尽量不给患者及其家庭造成额外的经济负担。

C.周边环境：考虑患者的家庭环境、社区环境、工作环境、休闲娱乐场所等周边环境中有哪些障碍，选择能解决这类障碍的辅助器具，并进行相应的环境改造。如对于臂丛神经损伤后存在感觉功能障碍的患者，可应用防撞条、防撞桌角等，防止磕碰伤等二次损伤；对于下臂丛神经损伤造成手指抓握能力差或全臂丛损伤造成患侧完全瘫痪的患者，可将一般机械锁换成密码锁。

2.辅助器具的考量与评估

（1）是否符合功能需求：辅助器具可以帮助臂丛神经损伤患者解决某一方面的功能障碍及活动与参与障碍。

（2）是否可调节：随着臂丛神经损伤患者运动功能的改善、上肢水肿程度的减轻、未成年患者患肢的生长等，可能需要调节辅助器具的辅助量、角度、长度等，以满足患者的功能及活动与参与的需求。

（3）功能是否多样：如在使用进食辅助器具时，C 形夹和万能袖带均能固定勺子或叉子，以辅助臂丛神经损伤患者完成进食动作，万能袖带还能用于固定牙刷、画笔等其他物品，功能相对多样，所以优先选择万能袖带。

（4）是否简便、易操作：辅助器具的使用一定是简便、易操作的，尽量省去烦琐的操作步骤。

（5）是否安全：辅助器具不能存在安全隐患。

（6）是否轻便：辅助器具应轻便，尽量不给臂丛神经损伤患者造成额外的体力负担。

（7）是否节省体能：辅助器具应能帮助臂丛神经损伤患者节省体能，使患者有一定的耐力完成某项活动。

（8）是否个性化：康复治疗师和辅助器具服务人员要根据臂丛神经损伤患者的具体情况，帮助患者选择和制作符合其功能状况、个人偏好、经济状况等的辅助器具。

（9）是否美观、舒适：辅助器具应尽量美观，符合患者的审美，以增加其使用的依从性。

（10）是否耐用：臂丛神经损伤的恢复周期长，辅助器具应相对结实、耐用，免去患者频繁更换辅助器具的麻烦。

（11）价格是否相对低廉：尽量选择符合功能需要且价格相对低廉的辅助器具，尽量不给臂丛神经损伤患者造成额外的经济负担。

（12）购买维修是否方便：尽量选择购买维修方便的辅助器具，以满足后续需求。

（13）政府是否有相应财政支持：选择符合功能的、具有财政支持的辅助器具会减轻患者的经济负担，但审批流程及后续维修等一般较为烦琐。

（二）适配要点及常见问题

1. 适配要点

（1）符合患者功能和残疾状况。

（2）符合患者的生活环境。

（3）符合患者的经济状况。

（4）符合患者的个人需求。

2. 常见问题

（1）制动引发失用性肌肉萎缩和肌无力。解决方法：①在适配矫形器时，将肌肉置于适当伸展位；②进行相关肌肉牵拉训练；③诱发肌肉运动。

（2）制动造成关节挛缩和僵直。解决方法：①矫形器固定部位的邻近关节进行最大关节活动度的被动运动；②尽早进行相应关节的主动、被动关节活动度的训练；③对软组织和关节囊进行物理治疗。

（3）制动诱发骨质疏松。解决方法：①避免无间断穿戴矫形器等辅助器具；②邻近关节每天进行最大关节活动度的被动运动；③尽早进行相应关节的主动、被动关节活动度的训练；④物理治疗。

（4）肢体受压导致压疮。压疮常发生在关节、骨突起部位等，见图2-4-1。解决方法：①避免对肢体造成持续性压力；②要经常检查肢体受压区情况；③经常观察皮肤颜色；④及时调整固定带或取下矫形器等辅助器具；⑤制作矫形器时在与皮肤接触处加衬垫，避免对骨突起部位造成压迫。

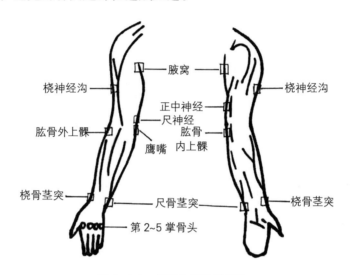

图2-4-1 易发生压疮的部位

（5）对辅助器具的心理依赖。解决方法：①指导患者使用矫形器等辅助器具的正确方法和最佳时间；②鼓励患者多进行主动运动，尽早脱离辅助器具；③必要时进行心理治疗。

二、臂丛神经损伤辅助器具的使用

（一）个人医疗辅助器具

1.压力治疗辅助器具

（1）压力袖套、压力手套、上肢用筒状弹性抗水肿绷带和袖套：可被用来预防和控制外伤性臂丛神经损伤所致的瘢痕组织过度增生，以及自主神经功能障碍所致的水肿等。制作容易，穿戴方便，压力易于控制，见图2-4-2。

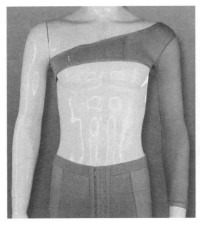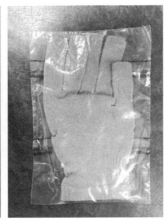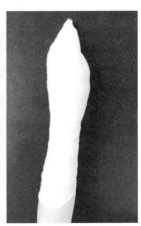

图 2-4-2 压力治疗用具

注意事项：

①在使用过程中，患者需暴露部分肢体以便治疗师观察血运情况；

②观察患者皮肤是否对所用弹力纤维材料过敏，若过敏而不能穿戴时，应考虑换用其他材料或其他压力治疗方法；

③对于患肢有未愈合的伤口或皮肤破损有渗出者，在戴压力袖套或手套之前，应用敷料覆盖；

④极少人在穿戴压力袖套或手套期间可能出现水疱，特别是新愈合的伤口或跨关节区域，可通过放置衬垫材料等进行预防；

（2）空气波压力治疗仪：空气波压力治疗仪主要通过对多腔气囊有顺序地反复充气、放气，形成对肢体和组织的循环压力，对肢体的远端到近端进行均匀有序地挤压，促进血液和淋巴的流动，改善微循环，加速肢体组织液回流，有助于预防或改善臂丛神经损伤后自主神经功能障碍所致的肢体水肿或全臂丛神经损伤截肢后的残端肿胀。

注意事项：

①治疗前应检查患者肢体及皮肤，局部有金属、创伤、感染、出血、静脉血栓等禁用；

②将上肢套入袖筒内，注意袖筒平整，不要有褶皱；

③对存在感觉功能障碍的患者，应谨慎设定压力及时间，避免二次损伤；

④告知患者及家属或其他照护人员请勿自行调整压力及时间，避免发生危险及仪器的损坏；

⑤治疗过程中若有任何不适，如疼痛、感觉、脉搏及血压等的异常，应立即停止治疗。

2.垂直臂膀矫形器　垂直臂膀矫形器是肩吊带的另一种形式，适用于上臂丛神经损伤，见图 2-4-3。上臂丛神经损伤患者逐渐恢复了所保留的一些手部功能，尽管可能还存在手部感觉障碍，但是仍有功能恢复的潜力。因为肩部肌肉和肱二头肌肌力减弱或麻痹，所以手部不能很好地发挥功能。相较于普通肩吊带，垂直臂膀矫形器可使患者肘关节伸直，手臂自然下垂，既能支持无力的肩、肘关节，又不妨碍腕部、手部发挥功能和进行活动，还能避免长时间佩戴造成肘关节屈曲挛缩，另外，患者在佩戴时可以正常穿衣，对外观影响更小，是一种较为理想的肩部支持装置。

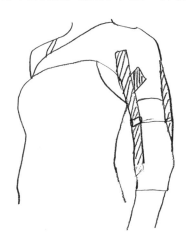

图 2-4-3　垂直臂膀矫形器

3.肩关节半脱位保护带　类似于垂直臂膀矫形器，肩关节半脱位保护带可预防肩关节半脱位，适用于上臂丛神经损伤、全臂丛神经损伤，对已存在脱位的患者不适用。相比于垂直臂膀矫形器，肩关节半脱位保护带对上肢的承托较差，但患者肘关节自由活动的范围更大，见图 2-4-4。

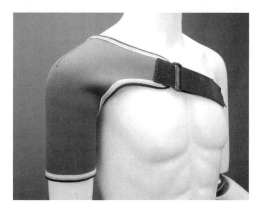

图 2-4-4　肩关节半脱位保护带

4.肩外展矫形器 肩外展矫形器主要用于将上肢保持于功能位,防止肩周围软组织挛缩,适用于上臂丛神经损伤、腋神经麻痹等。此矫形器使肩关节保持在 70°~90° 外展位、15°~30° 前屈位,肘关节保持在 90° 屈曲位,腕关节保持在 10°~30° 背伸位,便于日后的功能恢复,见图 2-4-5。肩外展矫形器大部分是固定性成品矫形器,肩关节可以在一定范围内自由转动并且角度是可以调节的,一般由上肢组件、躯干组件、连接两组件的螺钉和将组件固定在身体上的固定带组成,用以在腋部施加张力避免其内收挛缩,同时缓解肩部上方的紧张,尤其是三角肌和冈上肌等。一般需要患者 24 小时佩戴。

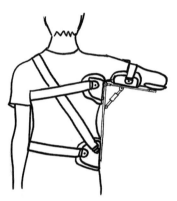

图 2-4-5 肩外展矫形器

5.肩吊带 肩吊带通过前臂支撑,将患侧上肢的重量转移至健侧肩部或双侧肩部,给盂肱关节一定的支撑作用;将患侧上肢固定于可视范围内,防止手臂不受控制地摆动,避免因感觉障碍造成二次损伤。肩吊带可分为单带吊带和多带吊带,见图 2-4-6、图 2-4-7。相比于单带吊带,多带吊带能够将手臂的重量转移到双肩,但是穿戴较复杂。若要更好地固定患侧上肢,可添加腰固定带或胸固定带。

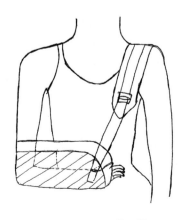

图 2-4-6 单带吊带

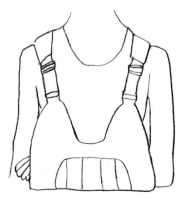

图 2-4-7 多带吊带

肩吊带的使用不利于患肢肩关节的内收、内旋，可能导致腋窝挛缩和痉挛性屈曲产生协同作用，影响穿衣，并且在美观上也带来一定影响。另外，肩吊带能预防肩关节半脱位，但并不能改善已存在的半脱位。需要特别注意的是，在使用肩吊带时，一定要注意腕部的位置，否则很容易造成腕部的屈曲及尺侧偏移，手部应略高于肘部，以避免手部的水肿，并且要确保双肩保持水平。在佩戴过程中要合理训练患者活动肘部、前臂、腕部和手部，避免不必要的关节僵硬。

肩吊带适用于腋神经损伤、上臂丛神经损伤、全臂丛神经损伤等，主要用于限制运动，减轻疼痛，预防肩关节半脱位，防止或减轻患侧手部水肿。

6.肘功能位固定矫形器（静态矫形器）　使用肘功能位固定矫形器的目的是将肘关节固定于功能位，以发挥手的功能；一般将肘关节固定于80°~90°屈曲位，前臂中立位。此矫形器适用于上臂丛神经损伤、肌皮神经损伤（常有明显屈肘无力）等。

7.功能位屈肘矫形器（动态矫形器）　功能位屈肘矫形器由腕固定带、连接两个腕固定带的电缆、电缆导向带及背部固定带组成，可以利用健侧上肢进行患侧上肢的被动运动及辅助主动运动，并辅助患侧上肢进行喝水、刷牙、打电话和看书等日常生活活动，见图2-4-8。此矫形器适用于上臂丛神经损伤、肌皮神经损伤等。肌皮神经部位较深，不容易被伤及，损伤多见于刺伤、枪击伤或手术误伤。肌皮神经损伤一般合并臂丛神经其余分支损伤，表现为肱二头肌瘫痪、肘关节屈曲障碍。

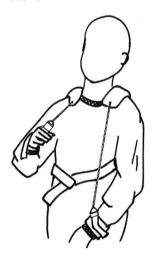

图2-4-8　功能位屈肘矫形器

8.平衡式前臂矫形器　亦称轴承式前臂矫形器，主要由底座、金属支架、近侧轴承、远侧轴承和前臂支持架等商品化的配套组件组成，用以辅助肩、肘关节重度无力的患者进行横向或纵向移动来完成日常生活活动，见图2-4-9。该装置不仅能帮助患者自己进食，而且可以帮助患者进行读书、写字、文娱活动和完成某些工作。平衡式前臂矫形器适用于上臂丛神经损伤。使用这种矫形器要求肩关节和肘关节的肌肉仍有1~3级的肌力，如肌力不足，患者则需使用外部动力源。

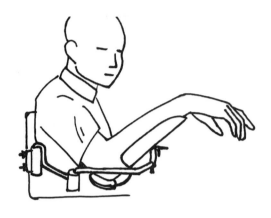

图2-4-9　平衡式前臂矫形器

9.腕手功能位矫形器　腕手功能位矫形器由前臂托和手部托共同组成，将腕关节固定于20°~25°背伸位；将拇指充分外展，并固定于对掌位，将拇指掌指关节和指间关节固定于微屈曲位；余四指略分开，将四指的掌指关节及近端指间关节固定于半屈曲位，将远端指间关节固定于微屈曲位，见图2-4-10。此矫形器适用于下臂丛神经损伤，其治疗目的是使腕关节与手指保持在功能位。

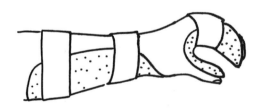

图2-4-10　腕手功能位矫形器

10.锥状握矫形器　锥状握矫形器由前臂部和手掌部组成，前臂部为开口朝向桡侧的"U"型臂托，手掌部为锥状体，锥状体尺侧粗而桡侧细，穿戴时手掌处于抓握状态。此矫形器适用于下臂丛神经损伤，其目的是在手部肌肉放松的情况下，将手弓支撑于休息位，见图2-4-11。

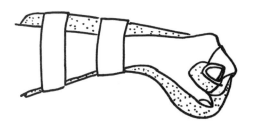

图 2-4-11 锥状握矫形器

11. 背侧腕伸展矫形器 背侧腕伸展矫形器固定于前臂背侧，开口朝向掌侧，掌指关节及手指各关节可以进行无障碍的主动屈曲运动，见图 2-4-12。此矫形器适用于下臂丛神经损伤，其目的是将腕关节保持于功能位，尤其适合掌面有伤口的患者。

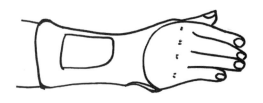

图 2-4-12 背侧腕伸展矫形器

12. 带假体挂钩装置的矫形器 下臂丛神经损伤患者的肢体近端肌肉可保持良好的肌力，肢体远端手部肌力减弱，此类患者可以使用多种类型的带假体挂钩装置的矫形器。使用此类矫形器时，患者可以将手掌系于假体挂钩装置上，通过患侧肩部、肘部的运动来驱动假体挂钩的开合，从而能够获得一定的抓握功能，见图 2-4-13。

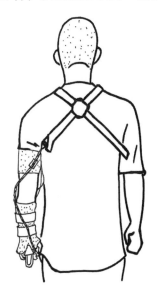

图 2-4-13 带假体挂钩装置的矫形器

（二）康复训练辅助器具

1. 肩关节旋转训练器 肩关节旋转训练器可进行肩关节的旋转运动及肘关节的屈伸运动，维持并扩大关节活动度；可依患者自身状况设置不同的阻力值，增强肩周肌群、肘部肌群肌力，见图2-4-14。肩关节旋转训练器适用于上臂丛神经损伤。

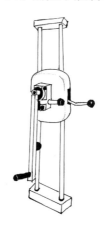

图 2-4-14　肩关节旋转训练器

2. 前臂旋转训练器 前臂旋转训练器可进行前臂的旋前、旋后运动，维持并扩大关节活动度；可依患者自身状况设置不同的阻力值，增强前臂旋转肌群肌力，见图2-4-15。前臂旋转训练器适用于上臂丛神经损伤。

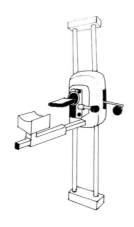

图 2-4-15　前臂旋转训练器

3. 腕关节屈伸训练器 腕关节屈伸训练器可进行腕关节的掌屈、背伸运动，维持并扩大关节活动度；可依患者自身状况设置不同的阻力值，增强腕关节掌屈、背伸肌群肌力，见图2-4-16。腕关节屈伸训练器适用于上臂丛神经损伤。

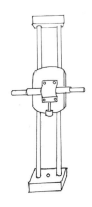

图 2-4-16　腕关节屈伸训练器

4.肩抬举训练器　训练方法是让患者用双手将体操棒放置于不同高度，训练肩关节前屈和肘关节屈伸功能；可在体操棒两端悬挂沙袋来增加阻力，以增强相应肌群的肌力，见图 2-4-17。下臂丛神经损伤、全臂丛损伤患者手部抓握能力不足，治疗师可在训练时用固定抓握带或绷带将患者的患侧手固定于体操棒上。肩抬举训练器适用于上臂丛神经损伤、下臂丛神经损伤。

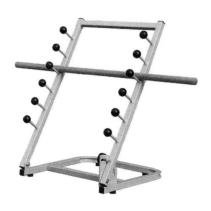

图 2-4-17　肩抬举训练器

5.肩梯　手指沿着肩梯的阶梯不断上移，可逐渐增加肩关节前屈和肘关节伸展的角度；反之，手指下移，可慢慢增加肩关节后伸、肘关节屈曲的角度。肩梯一般被固定于墙上，治疗师可通过调节旋钮来调整其高度，使其适应不同需要，见图 2-4-18；也可以在患者手腕绑沙袋，以增加上肢肌肉肌力、耐力。肩梯适用于上臂丛神经损伤的肩关节、肘关节功能训练和下臂丛神经损伤的手指精细动作训练。

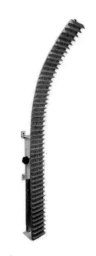

图 2-4-18　肩梯

6.手指楼梯　训练方法基本同肩梯，但较肩梯的使用更为灵活，可通过调节所放置的台面的高度来调整肩、肘关节活动度，见图2-4-19。手指楼梯可单独使用，也可结合其他作业治疗项目进行，如可令患者将围棋棋子放于阶梯上，训练患者指腹捏物及上肢的稳定性。手指楼梯适用于上臂丛神经损伤的肩关节、肘关节功能训练和下臂丛神经损伤的手指精细动作训练。

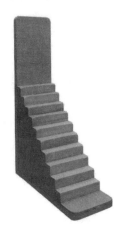

图 2-4-19　手指楼梯

7.上肢推举训练器　该辅助器具主要被用于训练肩关节、肘关节的屈伸动作，可通过调节坡度和砝码的数量来调整难度级别，可以维持或改善肩关节、肘关节屈伸活动度，增强肩、肘屈伸肌群的肌力，见图2-4-20。对于上臂丛神经损伤、全臂丛神经损伤引起的手部无法抓握的患者，可使用固定抓握带。上肢推举训练器适用于上臂丛神经损伤、下臂丛神经损伤。

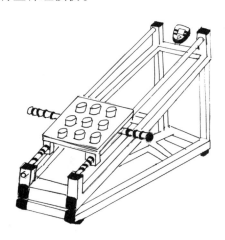

图 2-4-20　上肢推举训练器

8.手指训练桌　可以训练手指主动关节活动度和肌力，可通过调整砝码的大小，设置不同难度级别，见图2-4-21。手指训练桌适用于下臂丛神经损伤。

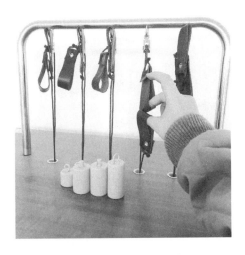

图2-4-21　手指训练桌

9.上肢功率自行车　可训练患侧上肢肩关节、肘关节的被动或主动运动，维持肩关节、肘关节一定的屈伸活动度；同时可以设置阻力值，以增强肩关节、肘关节屈伸肌群的肌力、耐力，见图2-4-22。若患者手部抓握力量不足，治疗师可用固定抓握带将患者的患侧手固定于把手上。上肢功率自行车适用于上臂丛神经损伤、下臂丛神经损伤、全臂丛神经损伤。

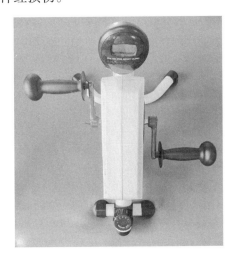

图2-4-22　上肢功率自行车

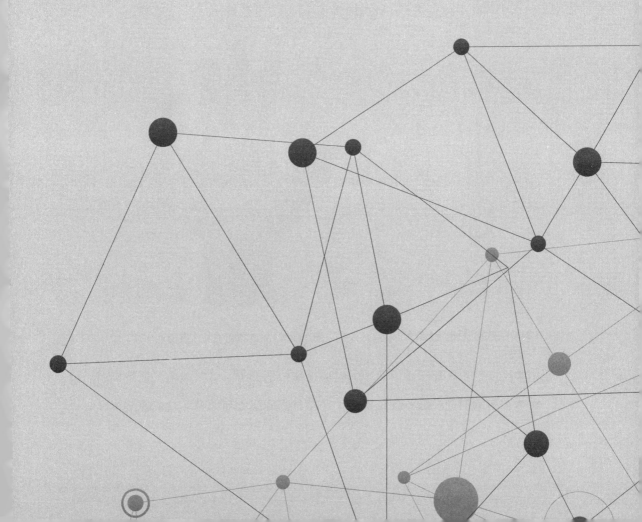

第三章

正中神经损伤

第一节　正中神经损伤

一、正中神经解剖

正中神经（median nerve）由第 6 颈神经（C_6）前支～第 1 胸神经（T_1）前支组成，在腋窝处起自臂丛神经的内侧束和外侧束，与腋动脉一起向下走行至肱动脉，在上臂部沿肱二头肌内侧走行至肘窝。在通过旋前圆肌两头之间时发出运动支，支配旋前圆肌、桡侧腕屈肌、掌长肌和指浅屈肌。通过旋前圆肌之后的运动支，支配第 1、2 指深屈肌，拇长屈肌和旋前方肌。正中神经通过腕管后，在掌腱膜的深面分布至手掌，直至指尖，运动支支配第 1、2 蚓状肌，拇短展肌，拇短屈肌和拇对掌肌。感觉支分布于手掌桡侧半皮肤，桡侧 3 个半手指掌面皮肤及其中节和远节的指背皮肤。正中神经走行见图 3-1-1、图 3-1-2。

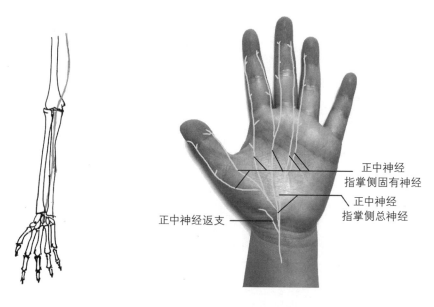

图 3-1-1　正中神经走行（臂部）　　　　**图 3-1-2　正中神经走行（手部）**

正中神经支配着大部分手内肌肉，对应功能包括对指、手指内收、拇指的屈曲与外展、掌指关节的屈曲及前臂的旋前等。正中神经支配的肌肉及其功能见表 3-1-1。

表 3-1-1　正中神经支配的肌肉及功能

正中神经支配的肌肉	功能
旋前圆肌	前臂旋前、肘关节屈曲
桡侧腕屈肌	肘关节、桡腕关节屈曲，桡腕关节外展
掌长肌	桡腕关节屈曲、掌腱膜紧张
指浅屈肌	近端指间关节、掌指关节、桡腕关节屈曲
第1、2指深屈肌	示指、中指间关节，掌指关节，桡腕关节屈曲
拇长屈肌	拇指指间关节、拇指掌指关节、桡腕关节屈曲
旋前方肌	前臂旋前
第1蚓状肌	示指掌指关节屈曲、指间关节伸展
第2蚓状肌	中指掌指关节屈曲、指间关节伸展
拇短展肌	拇指掌侧外展
拇短屈肌	拇指指间关节屈曲
拇指对掌肌	拇指对掌

正中神经的感觉支为两部分，一个是前臂正中神经，一个是低位（腕管内）正中神经。图 3-1-3 为前臂正中神经支配的感觉区域，图 3-1-4 为低位（腕管内）正中神经支配的感觉区域。

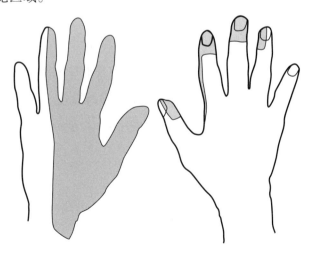

图 3-1-3　前臂正中神经支配感觉区域

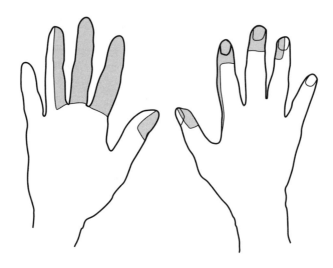

图 3-1-4　低位（腕管内）正中神经支配感觉区域

二、正中神经损伤的原因和症状

正中神经损伤可分为高位正中神经损伤和低位正中神经损伤。高位正中神经损伤是指正中神经在肘部（前臂屈肌群肌支以上）的损伤，低位正中神经损伤是指正中神经在腕部（前臂屈肌群肌支以下）的损伤。两种分型有不同的损伤原因和临床症状表现。

（一）高位正中神经损伤

1. 高位正中神经损伤（high laceration to median nerve）　多与上肢的外伤有关，如上臂或肘部的切割伤、枪弹伤、肱骨干骨折等，常伴有肱动脉和肱静脉的损伤，可能合并尺神经损伤或桡神经损伤。单纯的高位正中神经损伤多是由刀具切割导致，还有可能是医源性损伤，如止血带压迫、术中损伤等，少见原因还有血肿压迫。

高位正中神经损伤的临床症状为：

①前臂不能旋前；

②腕关节屈曲能力减退；

③从示指到小指的近端指间关节屈曲功能丧失；

④示指和中指远端指间关节和掌指关节屈曲功能丧失；

⑤拇指的指间关节屈曲、对掌和掌侧外展功能丧失；

⑥拇指掌指关节屈曲力弱；

⑦手掌桡侧和桡侧 3 个半手指的感觉丧失。

这种损伤导致手部在握拳时，拇指、示指和中指的各个关节不能屈曲，进而出现"枪形手"的异常姿势，见图 3-1-5，不同于尺神经损伤时的"枪形手"畸形。

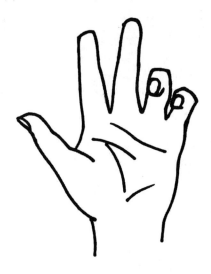

图 3-1-5　"枪形手"异常姿势

2. 正中神经近端压迫性神经病（compression neuropathies of the median nerve）　正中神经在通过前臂近端时，任何一种软组织结构的改变均可能导致正中神经受到压迫。最常见的近端压迫部位是旋前圆肌近侧部，该部位被压迫所致的疾病被称为旋前圆肌综合征（pronator syndrome）。压迫正中神经的原因有 Struthers 韧带卡压、旋前圆肌肥大、占位性病变等。

旋前圆肌综合征的临床症状为：

①前臂疼痛，以旋前圆肌区疼痛为主，前臂旋前动作抗阻时疼痛加剧；

②手掌桡侧和桡侧 3 个半手指麻木；

③拇、示指捏力减弱。

通常检查可见前臂内侧 Tinel 征阳性，旋前圆肌激发试验阳性，指浅屈肌腱弓激发试验阳性。Tinel 征是令患者前臂旋前，检查者给患者中指和环指的指浅屈肌施加阻力，若患者前臂出现疼痛，则为阳性。旋前圆肌激发试验是令患者屈肘，在抗阻力下做前臂旋前动作，若肌力减弱，则为阳性，见图 3-1-6。指浅屈肌腱弓激发试验是令患者中指抗阻力屈曲，若诱发出桡侧 3 个半手指麻木，则为阳性，见图 3-1-7。

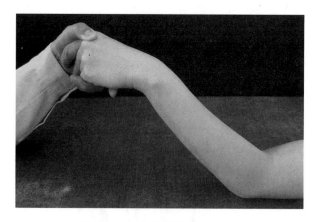

图 3-1-6　旋前圆肌激发试验

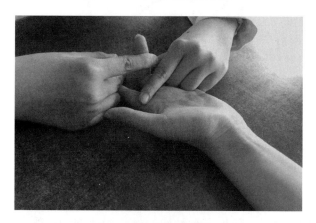

图 3-1-7　指浅屈肌腱弓激发试验

3. 骨间前神经卡压综合征　骨间前神经是正中神经的一个运动分支，支配示指和中指的指深屈肌、拇长屈肌和旋前方肌。骨间前神经卡压综合征（anterior interosseous nerve entrapment syndrome, AINES）是单纯运动损伤，常见损伤原因是创伤或骨间前神经受到压迫。

骨间前神经卡压综合征的临床表现为：示指、中指的指深屈肌和拇长屈肌肌力减退，即拇指、示指、中指远端指间关节不能屈曲或屈曲不充分，患者不能做指尖捏和三指捏动作。检查拇指、示指捏握试验时，令患手拇指与示指指尖对捏成环形，不能成环形者为阳性，能形成环形者为阴性，见图 3-1-8。

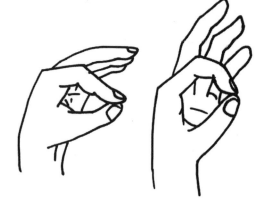

图 3-1-8　拇、示指捏握试验（左：阳性　右：阴性）

（二）低位正中神经损伤

1. 低位正中神经损伤（low laceration to median nerve）　低位正中神经损伤是腕关节水平的损伤，也叫腕管内正中神经损伤，常伴有屈肌腱的损伤，有时也会伴有桡动脉或尺动脉的损伤。正中神经损伤部位远端的所有运动功能、感觉功能都可能受到影响。

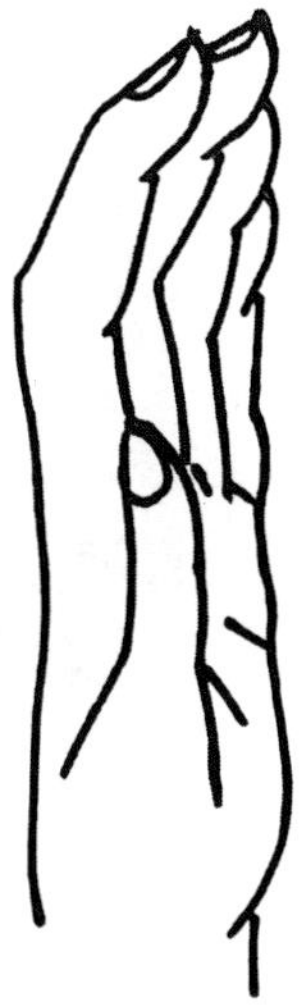

低位正中神经损伤的临床症状为：

①示指和中指掌指关节不能屈曲；

②拇指不能对掌和掌侧外展；

③拇指掌指关节屈曲力弱；

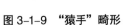

图 3-1-9　"猿手" 畸形

④手的桡侧半感觉障碍，特别是示指、中指远节感觉消失。

这种损伤导致的手部畸形被称为"猿手"畸形，见图 3-1-9。

2. 腕管综合征（carpal tunnel syndrome, CTS）　CTS 是一种最常见的上肢压迫性神经病。腕管是由腕骨和屈肌支持带组成的骨纤维管道，里面走行正中神经和 9 条屈肌腱（拇长屈肌腱、4 条指浅屈肌腱、4 条指深屈肌腱）。腕管坚硬且狭窄，其内部压力是稳定的，内部压力增高会导致正中神经受到压迫，常见的原因有腕管内腱周滑膜增生、远端桡尺关节骨折或脱位、腱鞘囊肿等。日常生活中长时间使用鼠标或键盘等可加剧正中神经压迫症状，按摩或改变姿势可能使症状缓解。

腕管综合征的临床症状为：

①先发症状为夜间疼痛或感觉异常；

②腕部疼痛，拇指、示指、中指指端麻木或疼痛，持物无力，夜间加重，疼痛严重者可放射至前臂内侧。

通常患者腕管处 Tinel 征阳性，Phalen 征阳性，reverse Phalen 征阳性。检查 Tinel 征时，叩击力度必须适当，过度用力可能会出现假阳性反应。Phalen 征，即腕掌屈试验，令双侧腕关节掌屈，双侧手背靠紧，如在 1 分钟内，拇指、示指、中指及环指的桡侧掌面出现麻痛感为强阳性，在 3 分钟内出现麻痛感为阳性，见图 3-1-10。reverse Phalen 征，即腕背伸试验，令双侧腕关节背伸，双侧掌面靠紧，前臂于胸前呈直线，如在 1 分钟内，拇指、示指、中指及环指的桡侧掌面出现麻痛感为强阳性，在 3 分钟内出现麻痛感为阳性，见图 3-1-11。

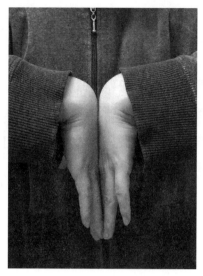
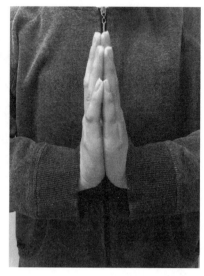

图 3-1-10　Phalen 征检查　　　　图 3-1-11　reverse Phalen 征检查

三、正中神经损伤的障碍表现

正中神经有运动支和感觉支，损伤后运动功能和感觉功能都会受到影响，对手部的综合能力影响很大，从而影响日常生活活动能力和生活质量。高位正中神经损伤与低位正中神经损伤在运动功能和感觉功能上的区别见表 3-1-2。

表 3-1-2　高位正中神经损伤与低位正中神经损伤在运动功能和感觉功能上的区别

正中神经支配的运动功能与感觉功能		高位损伤	低位损伤
运动功能	前臂旋前	出现障碍	正常
	腕关节屈曲	出现障碍	正常
	第 2~5 指近指间关节屈曲	出现障碍	正常
	第 2、3 指远指间关节、掌指关节屈曲	出现障碍	出现障碍
	拇指指间关节屈曲、对掌、掌侧外展	出现障碍	出现障碍
	拇指掌指关节屈曲	出现障碍	出现障碍
感觉功能	手掌桡侧	出现障碍	正常
	桡侧 3 个半手指	出现障碍	出现障碍

（一）高位正中神经损伤

高位正中神经损伤的受损部位靠近近端，受累部位为正中神经支配的全部肌肉和感觉分布区。患者无法控制前臂和腕关节的功能性活动，无法提重物。手部部分肌肉肌力弱，拇指对掌功能丧失，无法做精细动作。手部感觉缺失，拿物品容易掉落，容易发生外伤或烫伤。

1. 基本日常生活活动能力　基本日常生活活动是指维持人的基本生活所必须进行的活动，主要包括进食、洗澡、自我修饰、穿衣、如厕等方面。以下对高位正中神经损伤患者的基本日常生活活动进行了总结，具体障碍表现见表 3-1-3。

表 3-1-3　高位正中神经损伤患者在基本日常生活活动中的障碍表现

基本日常生活活动		高位正中神经损伤	旋前圆肌综合征	骨间前神经卡压综合征
进食	使用筷子、刀叉	完全不能	出现障碍	可以
	端碗和水杯	完全不能	出现障碍	出现障碍
洗澡	清洗身体	完全不能	出现障碍	可以
	拧毛巾	完全不能	出现障碍	出现障碍
自我修饰	化妆	完全不能	出现障碍	出现障碍
	扎辫子	完全不能	出现障碍	出现障碍
	剪指甲	完全不能	出现障碍	出现障碍
穿衣	系扣子、鞋带	完全不能	出现障碍	出现障碍
如厕	使用卫生纸、卫生巾	完全不能	出现障碍	可以

2. 工具性日常生活活动能力　工具性日常生活活动是指维持人独立生活所进行的活动，常常需要一些工具，主要包括使用手机、做饭、做家务、操作电脑等方面。以下对高位正中神经损伤患者的工具性日常生活活动进行了总结，具体障碍表现见表 3-1-4。

表 3-1-4 高位正中神经损伤患者在工具性日常生活活动中的障碍表现

工具性日常生活活动		高位正中神经损伤	旋前圆肌综合征	骨间前神经卡压综合征
使用手机	输入文字	完全不能	出现障碍	可以
	打游戏	完全不能	出现障碍	出现障碍
做饭	切菜	完全不能	出现障碍	出现障碍
做家务	搬重物	完全不能	出现障碍	出现障碍
	洗碗、叠被	完全不能	出现障碍	出现障碍
	洗衣服	完全不能	出现障碍	出现障碍
操作电脑	使用键盘	完全不能	出现障碍	出现障碍
	使用鼠标	完全不能	出现障碍	出现障碍

（二）低位正中神经损伤

低位正中神经损伤的受损部位在腕关节，因此，前臂和腕关节不受影响，手掌感觉正常。拇指对掌、对指功能受损，无法做精细动作，无法捏取小物体。桡侧 3 个半手指感觉缺失，拿物品容易掉落，容易发生外伤及烫伤，手功能受到影响。

1. 基本日常生活活动能力 以下对低位正中神经损伤患者的基本日常生活活动进行了总结，具体障碍表现见表 3-1-5。

表 3-1-5 低位正中神经损伤患者在基本日常生活活动中的障碍表现

基本日常生活活动		低位正中神经损伤	腕管综合征
进食	使用筷子、刀叉	完全不能	出现障碍
	端碗和水杯	完全不能	出现障碍
洗澡	清洗身体	出现障碍	可以
	拧毛巾	完全不能	出现障碍
修饰	化妆	完全不能	可以
	扎辫子	出现障碍	出现障碍
	刮胡子	出现障碍	可以
	剪指甲	完全不能	出现障碍

续表

基本日常生活活动		低位正中神经损伤	腕管综合征
穿衣	系扣子、鞋带	完全不能	可以
如厕	使用卫生纸、卫生巾	完全不能	可以

2. 工具性日常生活活动能力　对低位正中神经损伤患者的工具性日常生活活动方面进行了总结，具体障碍表现见表3-1-6。

表 3-1-6　低位正中神经损伤患者在工具性日常生活活动中的障碍表现

工具性日常生活活动		低位正中神经损伤	腕管综合征
使用手机	输入文字	完全不能	出现障碍
	打游戏	完全不能	出现障碍
做饭	切菜	完全不能	出现障碍
做家务	搬重物	完全不能	出现障碍
	洗碗、叠被	完全不能	出现障碍
	洗衣服	完全不能	出现障碍
操作电脑	使用键盘	完全不能	出现障碍
	使用鼠标	完全不能	出现障碍

第二节 正中神经损伤的评估

一、疼痛

患者如有疼痛，检查者需要记录疼痛的部位和强度，可使用视觉模拟评分法（visual analogue scale, VAS）评估的疼痛强度，见图3-2-1。检查采用长度为10cm的直线，两端分别表示"无痛"和"极痛"。患者根据其疼痛的强度，在直线上画出与其疼痛强度相符合的点。"无痛"为0分，"极痛"为10分，记录痛觉分数。一般检查2次，取平均值。

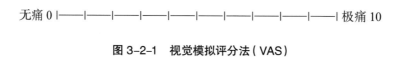

无痛 0 ⊢—⊢—⊢—⊢—⊢—⊢—⊢—⊢—⊢—⊢—⊢ 极痛 10

图 3-2-1 视觉模拟评分法（VAS）

二、瘢痕

观察患者上肢有无瘢痕，如有瘢痕，可使用温哥华瘢痕评估量表进行评估，包括瘢痕的色泽、血管、柔软性、厚度、疼痛、瘙痒等方面，详见表3-2-1。

表 3-2-1 温哥华瘢痕评估量表

项目	评分
色泽	0分 瘢痕颜色与身体相邻正常部位皮肤颜色相近
	1分 轻微粉红色
	2分 混合色泽
	3分 色泽较深
血管	0分 瘢痕颜色与身体正常部位近似
	1分 粉红色（局部血供略高）
	2分 红色（局部血供明显增高）
	3分 紫色或深红色（血供丰富）

续表

项目	评分
柔软性	0 分　正常
	1 分　柔软（在最小阻力下皮肤能变形）
	2 分　柔顺、可弯曲（在压力下能变形）
	3 分　硬（手压时无弹性，呈块状）
	4 分　组织呈条索状
	5 分　挛缩畸形（永久性短缩导致功能障碍）
厚度	0 分　与周围正常皮肤同等高度
	1 分　高于正常皮肤 ≤ 2mm
	2 分　高于正常皮肤 > 2mm 且 ≤ 5mm
	3 分　高于正常皮肤 > 5mm
疼痛	0 分　无
	1 分　偶尔或轻微痛
	2 分　需要药物
瘙痒	0 分　无
	1 分　偶尔或轻微瘙痒
	2 分　需要药物

三、水肿

水肿是周围神经损伤常见的症状之一。炎症反应会引起水肿，水肿会影响关节活动度和手的灵活性。水肿的评定一般有周长测量法、八字测量法和排水测量法。因为正中神经损伤最常见的原因是外伤，所以水肿的评定常采用周长测量法和八字测量法，具体测量方法详见第一章。

四、感觉功能

用触压觉和振动觉测试来评估感觉功能缺失和恢复程度，用静态和动态两点分辨觉检查来评估神经修复和神经再生情况。应在示指和中指远端指节的指腹进行检查以评估正中神经损伤后的修复效果。

1.高位正中神经损伤　检查手掌桡侧和桡侧 3 个半手指的触压觉，振动觉和静态、动态两点分辨觉。

2.低位正中神经损伤　检查桡侧 3 个半手指的触压觉，振动觉和静态、动态两点分辨觉。

五、关节活动度

关节活动度的测量分为主动和被动关节活动度测量。正中神经损伤易造成以下关节活动度的障碍：前臂旋前，腕关节屈曲，拇指腕掌关节屈曲，拇指腕掌关节伸展，拇指掌侧外展，拇指桡侧外展，拇指对掌，拇指掌指关节屈曲，拇指指间关节屈曲，示指、中指、环指、小指间近指关节屈曲，示指、中指掌指关节与远指间关节屈曲。若上肢其他关节活动度受限，则也需要进行测量。

六、肌力

通常用徒手肌力评定对正中神经支配的肌肉进行肌力评定，包括前臂旋前肌群，腕关节屈曲肌群，拇指掌指关节、指间关节屈曲肌群，拇指外展肌群，拇指对掌肌群，掌指关节屈曲肌群，近、远指间关节屈曲肌群，还需检查患侧手的握力和捏力。若患肢其他肌肉受累，则也应进行评定。

七、手功能

1. Dellon 拾物试验　检查手部感觉的功能性。检查方法详见第一章。

2.简易上肢功能检查（STEF）　用于检查上肢的运动能力，特别是运动速度和手的精细动作。检查方法详见第一章。在此检查的实施过程中，检查者要关注患者整体的姿势，对上肢的障碍特点进行观察和分析，还要特别关注患者操作小物品时的手指协调性、拇指对指动作等。

八、交感神经功能

交感神经纤维伴随正中神经感觉支走行，所以正中神经损伤的患者会出现交感神经障碍，常见皮肤温度、颜色异常，流汗功能异常，毛发运动异常（如立毛肌收缩反应消失），皮肤营养的改变（指甲萎缩、皮肤粗糙），损伤恢复较慢等。常用检查方法有茚三酮试验、O'Rian 温水浸泡起皱试验。

九、日常生活活动能力

日常生活活动能力的评估通常使用改良的 Barthel 指数（modified Barthel index, MBI）。正中神经损伤对手的精细动作和综合能力影响最大，甚至直接影响日常生活活动的能力。因此，对日常生活活动能力的评估除了关注整体的评估分数，还要结合上述的手功能检查结果进行分析。

需要注意的是，在检查中，患者的操作过程和方法要比最后的得分重要得多，无论是日常生活活动能力的评估还是手功能的检查，患者利用什么样的姿势和动作完成检查才是要关注的重点。

第三节　正中神经损伤的康复训练

一、改善水肿

水肿是创伤后必然出现的组织反应，水肿会导致纤维组织沉积，造成组织粘连和挛缩，所以要尽早消除水肿，主要方法如下。

1. 抬高患侧肢体　有利于降低血管压力，使渗出液和淋巴液回流。

2. 压力治疗

（1）佩戴弹力手套。

（2）使用弹力绷带由肢体远端到近端重叠加压包扎，每次持续 10 分钟左右，每天重复数次。

（3）对患侧肢体进行向心性按摩。

注意不能使用冰敷的方法消除水肿。

二、缓解疼痛

产生疼痛的原因包括：损伤部位的原发性疼痛，肌肉肌腱挛缩或关节活动受限，软组织损伤、水肿，反射性交感神经营养不良综合征（reflex sympathetic dystrophy syndrome, RSDS）等。针对不同原因的疼痛，康复医生可采取不同的方式对症治疗。

1. 进行适当的运动和作业活动。

2. 使用理疗，如光疗法、水疗法等。光疗法可以使用红外线灯照射，常用于亚急性和慢性损伤，急性外伤、合并感觉障碍、有新鲜的植皮或瘢痕、高热等情况禁止使用。水疗法不适用于有传染性皮肤病、皮肤破损和有出血倾向的患者。

3. 必要时使用药物治疗。

三、感觉功能训练

如果神经压迫轻微且持续时间较短，在解除神经压迫后，感觉功能基本可以恢复；如果压迫持续时间长，在解除神经压迫后，感觉功能仍会有很大程度的恢复，但很难恢复到正常水平；如果损伤达到神经断裂的程度，在手术介入后且受损神经再生的情况下，感觉功能有可能会部分恢复。

1.感觉功能训练　感觉功能训练是患者通过视觉、听觉、触觉等方式反馈，不断接受感觉刺激，使大脑对感觉进行再学习的过程。手部感觉的恢复顺序为：痛觉、温度觉，振动觉，触觉，实体觉。遵从感觉恢复的顺序，将感觉功能训练分为前期训练和后期训练。

（1）前期训练：以触压觉为主，用棉签或手指持续接触患处，并要求患者体会被触碰位置的感觉。

（2）后期训练：以实体觉为主，包括辨别不同形状、不同材质的物体。要求以形状由大到小的日常用品为宜，大的物体如木块、钥匙、橡皮等，小的物体如米粒、沙粒等，见图 3-2-2。

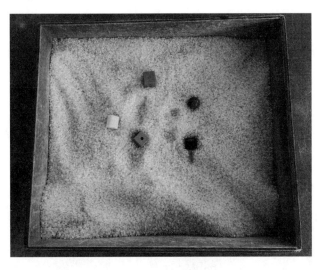

图 3-2-2　感觉训练用品

2.感觉脱敏　在上肢周围神经损伤恢复的过程中，患者经常会出现患处感觉过敏的现象，因此，会出现不愿使用患侧手或被人碰触的现象，影响损伤的恢复。为了提高感觉阈值和患侧手的使用能力，降低过敏程度，治疗师可以令患者进行感觉脱敏训练。

训练前要告知患者感觉过敏是神经恢复的过程，增强患者训练的信心。选择的训练用品从刺激强度小的、比较温和的物体开始，如丝巾、毛巾、软毛刷等。

四、关节活动度训练

正中神经损伤后，首先要保障受累关节的正常活动度，包括前臂的旋前、旋后，腕关节的屈伸，指间关节的屈伸，拇指、小指的对掌，拇指关节的屈伸等，防止关节的挛缩和变形，所以被动和主动运动都是非常必要的。

在神经和肌腱修复手术至少 3 周后，受累肌肉或肌群应尽早开始主动运动，可以从等长收缩和小范围的等张收缩开始，然后逐渐增加关节活动度，以保持正常的关节活动度和肌肉长度。如发生关节活动度受限，可佩戴矫形器进行矫正和预防进一步的加重。例如，腕关节背伸活动度受限，可调节矫形器，逐渐增加腕关节背伸角度，并配合主动运动和被动运动的训练方式增加腕关节背伸活动度。

五、肌力训练

在病情允许的情况下，患者应尽早开始主动运动训练，早期以肌肉等长收缩为主，待病情稳定后，再进行其他方式的肌力训练，如手的抗阻训练和治疗性作业活动等，最终达到提高手的实用性和提高日常生活活动能力的目的。

1. 手的抗阻肌力训练

（1）治疗泥：选择不同硬度的治疗泥，训练手的抓握、对指捏、侧捏、三指捏的肌力，见图 3-2-3。

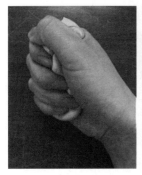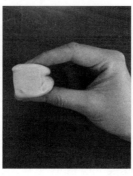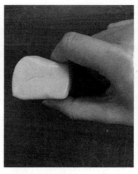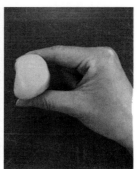

图 3-2-3 治疗泥肌力训练

（2）弹力带或橡皮筋：选择弹力不同的弹力带或橡皮筋，进行单手指的抗阻训练，见图 3-2-4。

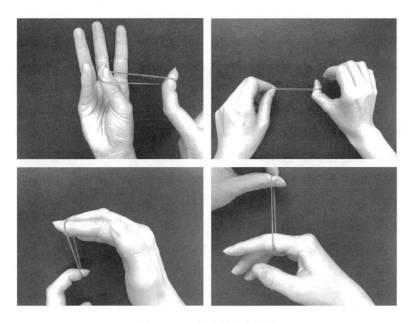

图 3-2-4　橡皮筋肌力训练

2.治疗性作业活动　治疗性作业活动使训练更具有趣味性，在增强肌力的同时，还能提高患侧手的实用性和灵活性，如穿珠子、系鞋带训练、模拟使用工具、绘画、编织等，常用物品见图 3-2-5。

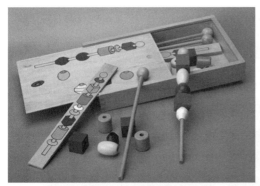
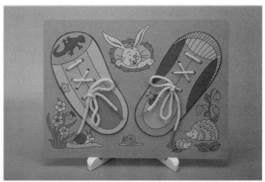
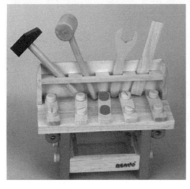
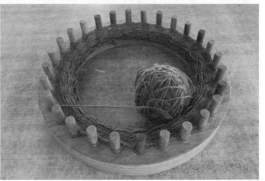

图 3-2-5　治疗性作业活动用品

第四节　正中神经损伤辅助器具的选择与使用

辅助器具是给功能障碍者使用的，可以被直接购买或定做，目的是提高功能障碍者的参与性，对身体功能和活动起到保护、支撑、训练或替代的作用，防止损伤、活动受限或参与限制。

一、上肢矫形器

上肢矫形器是应用于上肢的矫形器，主要功能是固定或支撑肢体，预防或矫正挛缩，代偿失去的肌力。上肢矫形器可分为静态矫形器和动态矫形器。为患者选择适合的矫形器需要先搜集患者的基本信息，结合患者的疾病情况，确定患者当前阶段的主要问题，明确使用矫形器的目的，寻求患者同意后，再实施制作。

（一）静态矫形器

通常可以根据患者的病情和需求设计静态矫形器，选择低温热塑板材和魔术贴等材料进行制作。以下是正中神经损伤患者常用的上肢静态矫形器。

1.腕屈曲矫形器　适用于正中神经损伤早期固定，保护受损伤的正中神经，降低神经的张力。制作步骤如下。

（1）绘制纸样：将患手平放在白纸上，画出手形，标记掌横纹位置，若患手有伤口、包扎等不适合取形的情况，可依照健手绘制手形。再画出所需板材的形状，板材的长度应达到前臂的中上 1/3 处，宽度约为前臂周长的 1/2，需将边界画大一些，预留出剪裁和修边的损耗，见图 3-3-1。

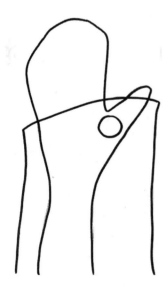

图 3-3-1　腕屈曲矫形器纸样

（2）塑型和修边：将板材在热水中软化后取出，平铺在毛巾上擦干，待板材温度合适后开始塑型。令患手腕关节屈曲约 20°，让板材依靠自身重力贴合到肢体上，再加

压塑型。冷却成型后，画出多余材料，进行修剪
和修边。

（3）安装固定带和佩戴调整：通常在前臂
使用宽固定带，在腕关节和手部使用窄固定带，
注意将边角剪成弧形，粘贴前可用热风枪加热
表面，有助于粘贴的牢固性，见图 3-3-2。制作
完成后需令患者佩戴 30 分钟，观察皮肤是否出
现异常情况，及时调整。

（4）注意事项：制作过程中避免牵拉正中
神经。制作完成的矫形器不能限制手指关节的
活动。注意矫形器的远端边缘应与掌横纹方向
一致，且不能超过掌横纹。

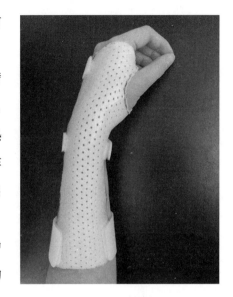

图 3-3-2 腕屈曲矫形器

（5）佩戴时间：患者需要长时间佩戴，在治疗时取下。

2.短对掌矫形器 适用于腕关节能够自主控制的低位正中神经损伤。短对掌矫形
器将拇指保持在功能位，可预防或矫正畸形，代偿拇指对掌功能。以下制作了两种短
对掌矫形器，一种是固定拇指掌指关节的短对掌矫形器，一种是单纯的短对掌矫形器。

（1）绘制纸样：将患手平放在白纸上，画出手形，标记掌横纹和腕横纹的位置，
若患手有伤口、包扎等不适合取形的情况，可依照健手绘制手形。再画出所需板材
的形状，见图 3-3-3。

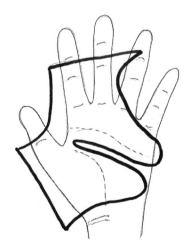
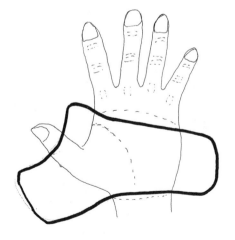

A.固定拇指掌指关节的短对掌矫形器纸样　　　　　B.单纯短对掌矫形器纸样

图 3-3-3 短对掌矫形器纸样

（2）塑型和修边：将板材在热水中软化后取出，平铺在毛巾上擦干，待板材温度合适后开始塑型。令患手拇指保持对掌位，让板材依靠自身重力贴合到肢体上，再加压塑型，注意保持掌弓，避免在拇指掌指关节位置产生压力点，注意预留空间。冷却成型后，画出多余材料，固定拇指掌指关节的部分需要加热黏合，最后进行修剪和修边。

（3）安装固定带和佩戴调整：在手部使用窄固定带，边角剪成弧形，用热风枪加热表面后粘贴固定带。制作完成后需令患者佩戴30分钟，观察皮肤是否出现异常情况，及时调整。成品见图3-3-4、图3-3-5。

（4）注意事项：保持正确的掌弓形状和拇指对掌功能位。避免影响腕关节的活动和第2~5指掌指关节的屈曲动作。

（5）佩戴时间：患者需要长时间佩戴，在治疗时取下。

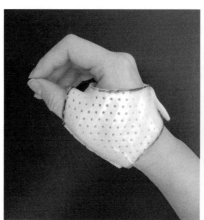
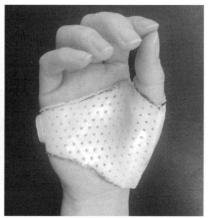

图3-3-4　固定拇指掌指关节的短对掌矫形器

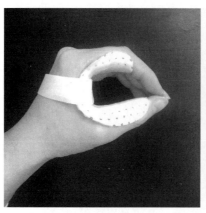
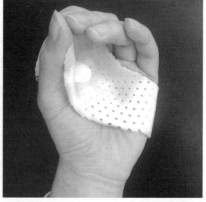

图3-3-5　单纯短对掌矫形器

3.长对掌腕手矫形器　适用于腕关节不能自主控制的高位正中神经损伤。长对掌腕手矫形器将腕关节和拇指保持在功能位，预防或矫正畸形，其长度到前臂，可限制腕关节的活动，促进神经恢复。

（1）绘制纸样：将患手平放在白纸上，画出手形，标记掌横纹位置，若患手有伤口、包扎等不适合取形的情况，可依照健手绘制手形。再画出所需板材的形状，板材的长度应达到前臂的中上 1/3 处，宽度约为前臂周长的 1/2，需将边界画大一些，预留出剪裁和修边的损耗，见图 3-3-6。

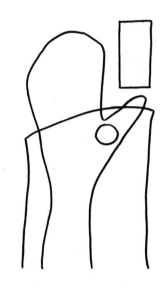

图 3-3-6　长对掌腕手矫形器纸样

（2）塑型和修边：将板材在热水中软化后取出，平铺在毛巾上擦干，待板材温度合适后开始塑型。先做前臂部分，使患手腕关节背伸约 30°，拇指保持对掌位，让板材依靠自身重力贴合到肢体上，加压塑型。再制作固定拇指的部分，先按照拇指的形状将板材黏合成圆柱形，再和前臂部分黏合。冷却成型后，画出多余材料，进行修剪和修边。

（3）安装固定带和佩戴调整：通常在前臂使用宽固定带，在腕关节和手部使用窄固定带，注意将边角剪成弧形，粘贴前可用热风枪加热表面，有助于粘贴的牢固性。制作完成后需令患者佩戴 30 分钟，观察皮肤是否出现异常情况，及时调整。成品见图 3-3-7。

（4）注意事项：矫形器不能压迫尺骨茎突。前臂固定带不能过紧，以免影响前臂的旋前、旋后运动。腕关节保持功能位。避免限制拇指和第 2~5 指指间关节的活动。

（5）佩戴时间：患者需要长时间佩戴，在治疗时取下。

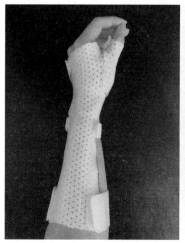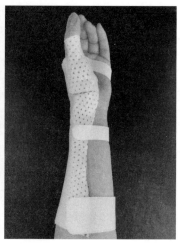

图 3-3-7　长对掌腕手矫形器

4.护腕　适用于腕管综合征病情稳定期。护腕通过限制腕关节的活动，减轻对腕部正中神经的压迫，缓解活动时产生的疼痛，比腕休息位矫形器的佩戴更舒适，见图 3-3-8。

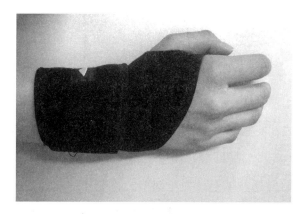

图 3-3-8　护腕

（二）动态矫形器

1.动态短对掌矫形器　适用于低位正中神经损伤。拇指保持在功能位，与静态短对掌矫形器相似，不同之处在于动态短对掌矫形器可以代偿拇指的对掌功能，见图 3-3-9。

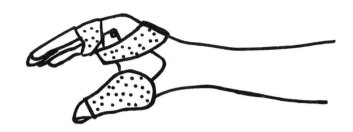

图 3-3-9　动态短对掌矫形器

2. 掌指关节屈曲辅助矫形器　适用于正中神经和尺神经合并损伤。该矫形器借助橡皮筋的拉力，辅助拇指、示指、中指的掌指关节同时做屈曲运动，见图 3-3-10。

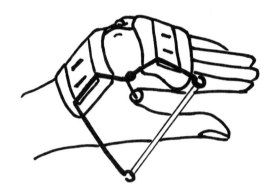

图 3-3-10　掌指关节屈曲辅助矫形器

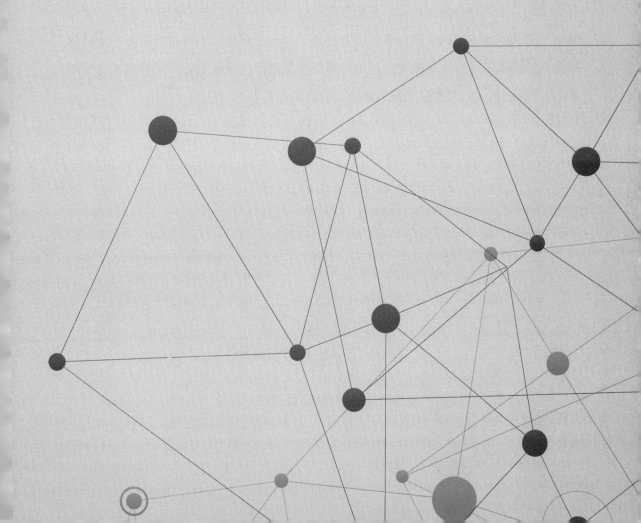

第四章

尺神经损伤

第一节　尺神经损伤

一、尺神经解剖

尺神经是支配上肢的主要神经之一。其发自臂丛内侧束，经腋动脉、腋静脉之间穿出腋窝，在肱二头肌内侧沟内的肱动脉内侧下行至臂中部，继而穿过内侧肌间隔至臂后区内侧，继续下行进入肱骨内上髁后方的尺神经沟。在此，尺神经由后向前穿过尺侧腕屈肌的起点，行至前臂前内侧，在前臂上部发出肌支，支配尺侧腕屈肌和指深屈肌尺侧半。尺神经继续在尺侧腕屈肌与指深屈肌之间与尺动脉伴行，下行至桡腕关节上方发出尺神经手背支，该分支分布于手背尺侧，并分出 3 条指背神经，分布于环指、小指相对缘背面及小指尺侧缘背面。在豌豆骨处向桡侧发出尺神经深支，这是尺神经终支之一，支配小鱼际肌、拇内收肌、全部骨间肌和第 3、4 蚓状肌。尺神经浅支发出 3 条指掌侧固有神经，分布于环指、小指相对缘及小指尺侧缘皮肤；另发出尺神经交通支，与正中神经指掌侧固有神经相通。尺神经走行见图 4-1-1 和图 4-1-2。尺神经支配肌肉及其功能见表 4-1-1。

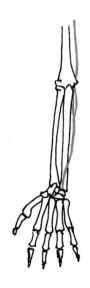

图 4-1-1　尺神经走行（臂部）

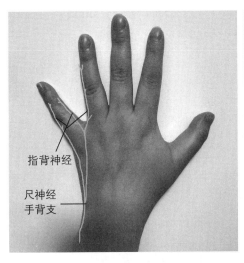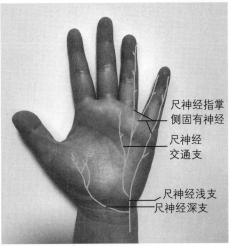

指背神经

尺神经
手背支

尺神经指掌
侧固有神经

尺神经
交通支

尺神经浅支
尺神经深支

图 4-1-2 尺神经走行（手部）

表 4-1-1 尺神经支配肌肉及其功能

肌肉	功能
尺侧腕屈肌	腕关节尺侧屈曲
指深屈肌尺侧半	环指、小指远指间关节屈曲
小指展肌	小指外展
小指短屈肌	小指屈曲
小指对掌肌	小指对掌
拇收肌	拇指内收
第 3、4 蚓状肌	屈掌指关节和伸指间关节
骨间背侧肌	示指、环指、小指外展，屈掌指关节、伸指间关节
骨间掌侧肌	示指、环指、小指内收，屈掌指关节、伸指间关节

　　尺神经感觉支配区域包括高位尺神经支配区域和低位尺神经支配区域，高位尺神经支配区域包括背侧皮支起点以上支配区域，为手腕、手背面、手掌面的尺侧，环指尺侧半及小指，如图 4-1-3 所示。低位尺神经支配区域包括背侧皮支起点到掌侧皮支起点之间的支配区域和掌侧皮支点支配区域。背侧皮支起点到掌侧皮支起点之间的支配区域为手掌的尺侧、环指的尺侧、小指及第 5 掌骨外侧缘，如图 4-1-4 所示；掌侧皮支起点以下支配区域为手掌侧的环指尺侧 1/2 和小指，手背侧的环指尺侧 1/2 和小指，如图 4-1-5 所示。

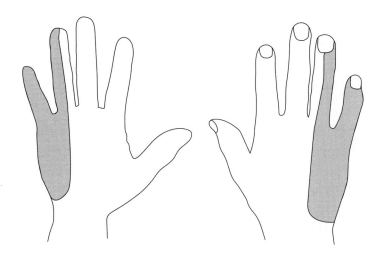

图 4-1-3 尺神经背侧皮支起点以上掌侧和背侧感觉支配区域

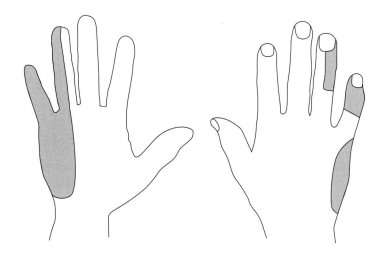

图 4-1-4 尺神经背侧皮支起点到掌侧皮支起点之间掌侧和背侧感觉支配区域

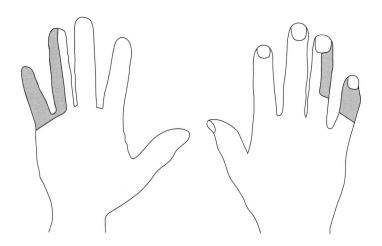

图 4-1-5 尺神经掌侧皮支起点以下掌侧和脊侧感觉支配区域

二、尺神经损伤的分类与症状

尺神经是支配人体上肢感觉和运动的重要神经之一，最容易出现尺神经损伤的部位是肘关节和腕关节，因为尺神经的位置在这两处比较表浅。受伤的原因可分为急性损伤，如上臂、肘关节、前臂、腕关节及手部的割裂伤等；医源性损伤，如止血时的压迫、术中损伤及产伤等；闭合性损伤，如骨折和牵拉造成关节脱位或神经撕裂等尺神经的直接损伤等；另外，还有慢性损伤，如压迫所致的肘管综合征、腕尺管综合征，骨折愈合缓慢长期水肿等造成的压迫。最常见的是尺神经的撕裂伤和压迫性损伤。

（一）尺神经的撕裂伤

对上肢的过度牵拉、扭转及利器切割导致的断裂伤等都是造成尺神经撕裂伤的重要原因。而高位尺神经损伤和低位尺神经损伤由于神经损伤的原因和部位不同，其症状和障碍表现也不同。

1. 高位尺神经损伤　高位尺神经损伤是指背侧皮支以上的尺神经撕裂受损形成的神经损伤，可以造成屈腕，环指、小指的远指间关节屈曲，小指掌指关节屈曲，各个手指的内收、外展，拇指内收，拇指掌指关节屈曲等活动的障碍，以及手部尺侧的感觉减弱或缺失、前臂内侧的感觉异常（如刺痛，放电样感觉等），还会造成手的抓握、对指、指尖捏等精细动作出现困难。

高位尺神经损伤可能会导致轻微的爪形手畸形，小鱼际肌、骨间肌的萎缩。爪形手是由于内在肌的功能失衡，掌指关节掌侧肌腱的减退、拉长及背侧肌腱的过度收紧，环指和小指的掌指关节处于过伸状态，进而引起环指和小指的爪形手畸形。由于第3骨间肌的肌肉无力，患者不能将小指向中指靠拢，被称为瓦滕贝格征（又称 Wartenberg 征），如图 4-1-6 所示。由于第1骨间肌的功能丧失，拇指不能外展。尺神经损伤，患者不能做拇指内收动作，当合并第1骨间肌功能减退时，拇指横向捏功能明显受损。由于正中神经支配的拇长伸肌的补偿，在拇指尝试与示指对捏时，拇指指间关节强力屈曲，示指近指间关节屈曲，远指间关节过伸，该体征被称为 Froment 征，如图 4-1-7 所示。如果在 Froment 征的基础上出现由长时间的神经支配功能丧失引起的拇指掌指关节过伸，被称为 Jeanne 征，如图 4-1-8 所示。

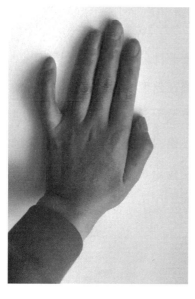 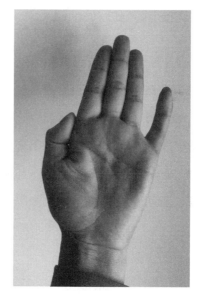

图 4-1-6　尺神经损伤 Wartenberg 征　　图 4-1-7　尺神经损伤 Froment 征

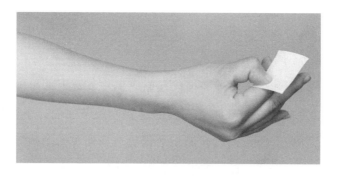

图 4-1-8　尺神经损伤 Jeanne 征

2. 低位尺神经损伤　低位尺神经损伤是指背侧皮支以下的前臂及腕部的尺神经损伤，经常伴随手指屈肌或肌腱的损伤及正中神经、血管的损伤，常见有环指与小指掌指关节的屈曲、各手指的内收与外展、拇指的掌指关节屈曲等活动能力的减退或消失，手部尺侧半的感觉缺失，还会造成患手的抓握、指捏等精细活动出现困难或消失。

在低位尺神经损伤中，环指和小指的指深屈肌是正常的，远指间关节可以进行屈曲的活动，因此，这种损伤的爪形手畸形相比于高位尺神经损伤更为明显，见图 4-1-9。由于手内在肌功能的丧失，低位尺神经损伤同样会出现 Wartenberg 征、Froment 征和 Jeanne 征阳性。

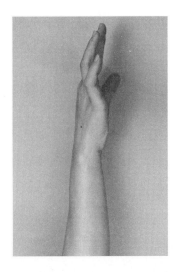

图 4-1-9　低位尺神经损伤导致的爪形手畸形

3.合并正中神经损伤的尺神经损伤　尺神经损伤合并正中神经损伤可导致整个手的爪形畸形，见图 4-1-10。在低位尺神经损伤中，手内在肌与指深屈肌的功能改变导致所有的手指呈现爪形，而高位尺神经损伤也会出现全部手指的爪形畸形，但不会很明显。

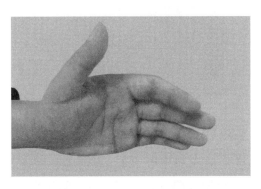

图 4-1-10　尺神经损伤合并正中神经损伤导致的爪形手畸形

（二）尺神经的压迫性损伤

1.肘管综合征　肘管综合征是较为常见的上肢神经压迫性损伤，肘管是尺神经最常见的受压部位，是位于肱骨内上髁和鹰嘴之间的骨性纤维管鞘。

多种因素都可能导致肘管综合征，常见的肘部神经压迫因素包括神经直接受到创伤，肱骨内上髁、肱骨外上髁骨折，肱骨骨折并脱位，关节炎，尺神经脱位，睡眠姿势导致的姿势性压力，职业病，运动等。

肘管综合征的临床症状包括前臂与手尺侧半出现麻木等感觉异常、感觉减退，手臂尺侧疼痛，多数为刺痛或放射痛，随着活动的增加而加重，有报告显示本病还伴有握力及捏力的减退。肘管综合征可以通过肘关节屈曲试验进行检查，如图4-1-11所示，长时间保持肘关节屈曲，沿着尺神经分布的区域可出现感觉的异常，放射痛、麻木感，可稍稍加大对尺神经的压力，进行肘管综合征的快速筛查。在肘部，尺神经Tinel征阳性，尺神经支配区域的感觉异常，手部握力、捏力的减退，手内在肌的萎缩都提示尺神经损伤。

尺神经的慢性压迫性损伤也可能出现Wartenberg征、Froment征阳性。

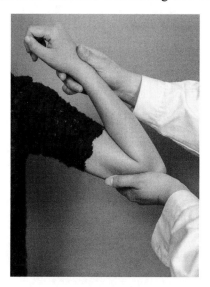

图4-1-11　肘关节屈曲试验

2.腕尺管综合征　腕尺管由腕掌侧韧带、钩骨钩、豌豆骨构成，腕尺管还可分为Guyon管、豆钩管、小指短屈肌管，这些管道空间狭小，比较容易引起相应管的卡压征，但可统称腕尺管综合征。在腕部引发神经损伤通常是因为过度使用产生劳损（如骑自行车、锤击、使用振动工具等）、钩骨钩骨折、豌豆骨骨折、豌豆骨钩骨间关节炎症、腱鞘囊肿、肌肉韧带异常、尺动脉瘤或血栓等。

在腕部，尺神经发出尺神经感觉支和尺神经运动支。感觉支、运动支都可能发生损伤，这取决于压迫的程度。如果只涉及运动支损伤，那就只有内在肌肉受影响，而感觉是完好的。长时间反复使用工具的人，如频繁使用螺丝刀或剪刀的人，其深部运动支可被发现有独立病变。他们通常不会出现感觉支受压迫引发的疼痛，而只有手部肌肉退化和萎缩。

　　腕尺管综合征的临床症状包括小指与环指尺侧半疼痛、感觉异常、麻木，手内在肌的功能减退。由于尺神经支配的肌肉无力，有的患者出现 Wartenberg 征和 Froment 征阳性。当感觉支也受到压迫或损伤时，腕尺管的 Tinel 征检查可能呈阳性。

第二节 尺神经损伤的障碍表现与评估

因为尺神经支配的肌肉和感觉直接影响着人类的日常生活质量和活动方式，所以针对无论什么原因导致的尺神经损伤，都必须仔细观察患者的障碍点与障碍程度，进行详细的检查和评定，目的是制订客观详细的康复训练计划，让患者尽快地进入康复训练程序中，减少患者的失用性障碍。

最直观而常见的尺神经损伤表现是"爪形手"，还有骨间肌萎缩。除了直观的表现，患者还可能出现肌力、感觉功能、关节活动度、精细活动、交感神经功能、上肢功能、心理、生活质量、社会参与等方面的障碍。

一、运动功能障碍

运动功能检查一般为尺神经支配的肌肉肌力、感觉功能及相关关节活动度的检查。同时应该注意的是，如果患者尺神经损伤时间比较长，除了要对尺神经支配区域的肌肉肌力、感觉功能及关节活动度进行检查以外，也要重视周边的关节、肌肉及感觉功能。

（一）肌力

根据徒手肌力评定的原则和标准对前臂和手部的肌肉进行评定，肌力级别为0到5级；分别使用握力计和捏力计检查握力和捏力。表4-2-1显示的是尺神经支配的肌肉和相应的功能障碍。

由于大部分手内在肌由尺神经支配，手内在肌的功能障碍或减退可导致手的灵活性下降，因此，我们时常会看到患者受伤后出现爪形手畸形。

表 4-2-1　尺神经支配的肌肉和功能障碍

肌肉	功能障碍
尺侧腕屈肌	腕关节尺侧屈曲障碍
指深屈肌尺侧半	环指、小指远指间关节屈曲障碍

续表

肌肉	功能障碍
小指展肌	小指外展障碍
小指短屈肌	小指关节屈曲障碍
小指对掌肌	小指对掌障碍
拇收肌	拇指内收障碍
第3、4蚓状肌	屈环指、小指掌指关节和伸指间关节障碍
骨间背侧肌	第2、4、5指外展，屈掌指关节，伸指间关节障碍
骨间掌侧肌	第2、4、5指内收，屈掌指关节、伸指间关节障碍

（二）感觉功能障碍

一般患者诉说感觉障碍时只会说手部的背面和掌面，或是只对损伤处的感觉更敏感，但是当出现高位尺神经损伤时，患者的前臂内侧 1/2 也会出现感觉障碍，如图 4-2-1，只是有时前臂的感觉不是特别明显，容易被忽略。

感觉检查包括痛觉、温度觉、触压觉、两点分辨觉等。虽然都是尺神经损伤，但损伤的部位、高度及程度不同，患者感觉消失或残存的程度不同，所以检查者在对患者进行感觉检查时需要准确地了解患者的感觉障碍情况，以免患者在今后的康复训练和日常生活中出现不必要的二次损伤，如擦伤、烫伤、刀割伤等。

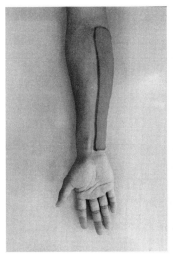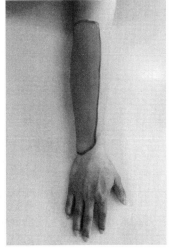

图 4-2-1　前臂感觉障碍区域

（三）关节活动度

神经末梢损伤早期，患者的关节被动运动不会受限，但是由于肌肉萎缩、肌力下降或消失，主动运动会明显减少。在测量关节活动度时，可使用普通的中号和小号角度计测量腕关节的屈伸及手掌指关节的屈伸，可以采用距离测量法测量手指的外展及对指，图 4-2-2 是手指外展的测量方法，测量两指尖之间的距离。图 4-2-3 是对指的测量，即测量拇指指尖到小指指尖的距离。应该注意的是，无论是外展的测量还是对指的测量，都应以两指之间的最高点为测量标志点，另外，两侧手指的外展都要进行测量，以便进行比较。尺神经支配肌肉的相关关节活动度测量见表 4-2-2。

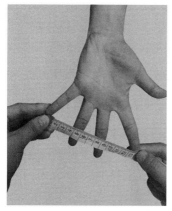

图 4-2-2　手指外展的关节活动度测量

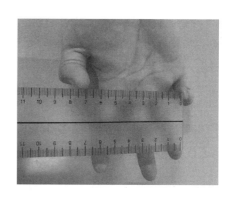

图 4-2-3　对指的关节活动度测量

表 4-2-2　尺神经支配肌肉的相关关节活动度测量

肌肉	相关关节活动	测量数值	备注
尺侧腕屈肌	腕关节尺侧屈曲		
指深屈肌尺侧半	环指远指间关节屈曲		
	小指远指间关节屈曲		
小指展肌	小指外展		
小指短屈肌	小指关节屈曲		
小指对掌肌	小指对掌		
拇收肌	拇指内收		
第 3、4 蚓状肌	屈环指、小指掌指关节同时伸指间关节（蚓状肌手）		
骨间背侧肌	第 2、4、5 指外展		
骨间掌侧肌	第 2、4、5 指内收		

二、交感神经功能障碍

在皮肤，交感神经纤维和感觉神经纤维几乎是沿同一路径到达肢体的末端，所以，在神经末梢受伤后，出现交感神经功能障碍的部位和感觉功能丧失的部位几乎是一模一样的。交感神经损伤后会出现一系列的变化，因此，在进行尺神经损伤评定时，需要对患者尺神经支配区域的血管状态、发汗系统状态、竖毛肌状态、皮肤营养状态等进行准确观察、判断和评定。

三、上肢功能检查

在上肢功能检查中，最基础的是握力和手指捏力的检查，在此基础上进行上肢功能检查（STEF 和 Moberg 拾物试验，详见第一章）。在进行上肢功能检查时，不要只关心患者的总得分，更重要的是在检查的过程中注意观察和分析患者整体姿势、上肢的使用程度及障碍特点，如患者掌指关节与拇指的内收、对指，操作小的物品时手指的协调性动作，以及观察患者能否完成和完成的速度等。

四、日常生活活动能力

大多数尺神经损伤患者的日常生活活动能力受限只是在精细活动方面，所以在日常生活活动能力的评估上虽然可以使用检查中枢神经障碍的方法，但是最应该关注的是患者手部的活动，包括能不能进行对指的活动、使用筷子进食、使用笔写字、伸出手指抓握东西、进行指尖捏等在生活方面更具体和实用的内容。

治疗师要将日常生活活动能力的评估与上肢功能检查两者的检查结果综合起来进行分析和讨论。

五、社会参与能力

尺神经损伤的患者多数为正在工作的年轻人，他们最担心的是尺神经损伤将来会不会影响工作。所以社会性评定的意义是要明确患者社会参与的能力和意义。分析患者功能、能力的检查结果和患者就职内容，判断和把握患者改善由尺神经损伤带来的障碍的可能性和继续就职的可能性，以及可能带来的精神心理问题。

第三节　尺神经损伤的康复训练

在尺神经损伤的功能恢复过程中，最重要的是关节活动度的维持和扩大，不只是腕关节和手指关节，有时甚至包括肘关节和肩关节。其次是早期对患者患肢的管理，在此基础上，在患者受损的尺神经恢复以后，要考虑其支配区域的肌肉肌力的强化和感觉的再教育。最后要考虑的是开发患者丧失的功能的代偿能力。

一、关节活动度

无论是神经修复手术还是功能重建手术的前后，早期开展康复训练的首要目的都是维持和扩大关节活动度。首先要明确的是关节受限的原因及可能影响关节活动度的原因，出于对保护关节软组织的考虑，不要过度地牵拉瘫痪的肌肉，并且要求患者要在自己能够活动的范围内进行主动运动，如图 4-3-1 和图 4-3-2 所示。

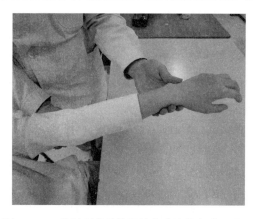 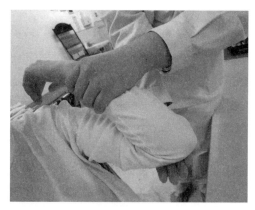

图 4-3-1　伴随肘关节伸展的前臂旋前主动运动　　图 4-3-2　伴随肘关节屈曲的前臂旋后主动运动

手术后，必须充分了解患者手术的名称、内容和部位，术后固定的时间，何时才能够进行相关部位的活动等方面，了解患者进行康复训练的时间安排、部位、内容及注意事项，避免危险的发生。

二、患肢的管理

受伤后，患肢会出现感觉障碍和交感神经障碍，很容易再次受外伤或烫伤，导致受伤部位的治愈过程延长。所以，控制水肿、预防外伤、脱敏训练与清洁、患肢保温是患肢管理的重要方面。

（一）控制水肿

在日常生活中，对水肿最简单易行的处理方法是抬高水肿的肢体。尺神经损伤患者在日常生活中要经常将尺神经损伤的上肢举起，高过心脏平面。鼓励患者进行自主性的活动，促进血液循环。

（二）预防外伤

通过视觉的代偿让患者了解感觉障碍的程度和危险性，也可以让患者学习一些生活、学习和工作中的自我保护方法，防止外伤的发生。

（三）脱敏训练与清洁

部分尺神经损伤患者的损伤区域会出现感觉过敏，脱敏训练是对神经末梢损伤患者进行的感觉训练，如图 4-3-3 所示，使用的道具是我们生活中常见的大米。训练的目的是让患者上肢尺侧尽可能早地适应外界各种各样的刺激，如冷水与温水、软硬的物体等。还有的患者受伤以后，尺神经支配区域的感觉和运动完全消失，这使得患肢容易被忽略，患者对患肢的识别度也会越来越低，所以要让患者养成定期观察和清洗患肢尺神经支配区域的习惯。

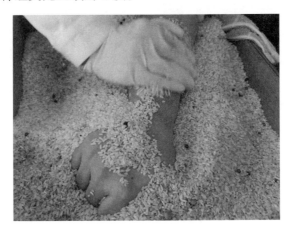

图 4-3-3　尺神经损伤的脱敏训练

（四）患肢保温

由于尺神经损伤导致相关血管的功能出现障碍，因此感觉异常的部位对寒冷的忍耐程度比较低，会出现皮肤的色调和温度与正常部位不同。治疗师要让患者清楚地认识到保温对于患肢的意义，温度过低的时候建议患者要戴手套保暖。

三、肌力强化

一般在神经修复手术或自然恢复以后，损伤的神经若再次具有支配肌肉的能力，就要开始肌肉的强化训练。但是由于肌肉长时间处于营养水平低下的状态，即使神经能够再次支配肌肉，刚刚开始强化训练的肌肉也是非常容易疲劳的，缺乏持久性，所以要避免过度训练。

肌力强化训练要有针对性，由于受伤的关节和肌肉都比较弱小，所以一般使用训练辅助器具进行肌力的强化训练比较多，有的道具还是生活中常用的物品，图4-3-4为患者使用训练用橡皮泥进行捏力和耐力的训练。图4-3-5是患者使用剪刀进行手上所有肌肉的耐力和手眼协调性的训练。

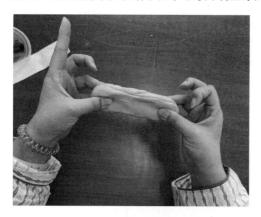
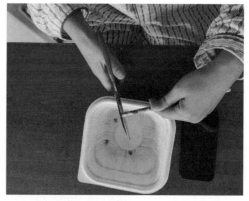

图4-3-4　利用橡皮泥进行捏力和耐力的训练（右手为尺神经损伤）　　　图4-3-5　利用剪刀进行手上肌肉耐力和手眼协调性的训练（右手为尺神经损伤）

第四节　尺神经损伤辅助器具的选择与使用

一、尺神经损伤的常用辅助器具类型

尺神经自腋窝发出后，沿着上臂下行经过肘关节背侧，沿着前臂掌面尺侧下行至腕关节掌面尺侧，在其走行线上发生的损伤都有可能导致尺神经损伤，根据部位和损伤方式不同，使用的矫形器也有所区别。根据矫形器的生物力学不同，可分为静态矫形器、动态矫形器及限制型矫形器。根据部位不同，可分为肩关节矫形器、肘关节矫形器、腕关节矫形器及手部矫形器。尺神经损伤常用的矫形器有肘腕关节背侧静态矫形器、肘关节屈曲限制型矫形器、前臂尺侧加强矫形器、腕关节尺侧加强矫形器、手背侧阻挡式矫形器、抗爪形手矫形器等。

二、尺神经损伤辅助器具的选择

根据损伤的部位、损伤类型及所造成运动功能障碍的不同，尺神经损伤可选用的矫形器也不同。使用肘腕关节静态矫形器和腕关节静态矫形器，可保护损伤的尺神经，减轻神经张力。使用加上环形软垫的矫形器，可减轻肘管、腕管局部压力。使用抗爪形手矫形器，可矫正爪形手。使用肘关节屈曲限制型矫形器，可减轻肘后尺神经受到的刺激等。

（一）考量与评估

1. 在尺神经撕裂伤或神经断裂修复术后，矫形器的作用是减轻神经组织张力，保护修复的组织，防止环指、小指掌指关节过伸和远指间关节屈曲挛缩，防止过度拉伸内在肌，防止环指、小指的掌指关节侧副韧带出现短缩。

2. 肘管综合征使用的矫形器需要防止肘关节反复屈伸运动，避免肘关节长时间保持屈曲位，减轻尺神经管道内的神经剪切力，让神经处于放松位置。症状严重者需要全天佩戴肘关节屈曲限制型矫形器。患者症状情况好转后，日间可选择在肘后内侧放置软垫，夜间仍需要使用肘关节屈曲限制型矫形器。

3.腕尺管综合征使用矫形器的目的是减轻腕尺管（也称 Guyon 管）内神经的压力，避免激惹性活动。对于腕关节 0° 到轻微屈曲位的固定型矫形器，可考虑在腕掌部尺侧进行软垫填充，减少震动、局部神经刺激和激惹征。

（二）需求

根据尺神经损伤类型的不同，患者的需求也不尽相同，有减轻神经张力、保护断裂的神经组织、减少神经刺激、更好地发挥手功能等。

（三）适配要点及常见问题

关于矫形器或辅助器具的适配，首先要明确患者的适配需求，才能根据需求制作适合的矫形器，矫形器也并不是一成不变地被一直使用，要根据患者的情况做相应的调整。

在矫形器的制作过程中，常见问题有矫形器边缘不光滑导致皮肤摩擦、骨突部位出现局部压力点、长度不合适导致手指功能受限等，详见本章第五节。

三、尺神经损伤辅助器具的使用与制作

辅助器具的使用目的是辅助肢体功能更好地发挥作用，减轻肢体在活动过程中的疼痛不适，充分发挥身体效能，减轻身体负担。尺神经损伤导致的爪形手影响手功能，导致抓握不便，佩戴抗爪形手矫形器可以使抓握更便利。腕尺管综合征患者使用带缓冲垫的护腕，可减轻神经激惹征等。

尺神经损伤矫形器根据尺神经损伤区域的不同可能包括肘关节、腕关节及手部的矫形器。根据目的不同有静态固定型矫形器、限制型矫形器、减压型矫形器、矫正型矫形器等。使用的材料包括低温热塑板材、魔术贴、软垫、硅胶垫等。

（一）肘腕关节背侧静态矫形器

1.治疗作用　肘腕关节背侧静态矫形器将肘关节固定在屈曲位，将腕关节固定在掌屈位，保护撕裂的尺神经，有利于屈侧组织的修复，也有利于肘关节后期的功能恢复。

2. 材料选择 低温热塑板材、魔术贴。

3. 制作方法

（1）取样：将肘关节屈曲90°，腕关节掌屈，掌指关节屈曲，指间关节伸直，在该体位下测量，长度量取上臂中段至手指尖的距离，宽度为上肢相应位置周长的2/3，远端以手指远端形状为界，边缘剪成圆角，如图4-5-1所示。

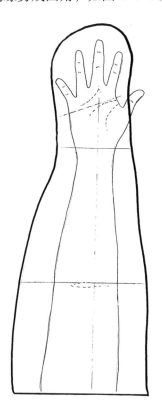

图4-5-1 肘腕关节背侧静态矫形器纸样

（2）塑型：将低温热塑板材加热软化后，患者肘关节屈曲90°，前臂中立位，腕关节屈曲20°~30°，掌指关节轻微屈曲，指间关节放松，将热塑板材覆盖在肘关节、腕关节及手的背面，冷却成型，如图4-5-2所示。

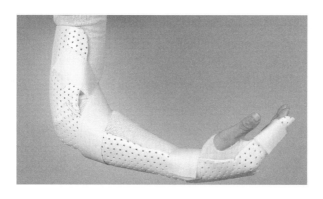

图 4-5-2   肘腕关节背侧静态矫形器塑型

（3）后期加工：用魔术贴固定上臂、前臂、腕关节及手指部位。在肘窝处进行交叉固定处理，限制肘关节屈曲运动，如图 4-5-3 所示。

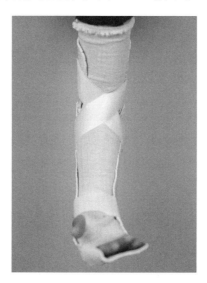

图 4-5-3   肘腕关节背侧静态矫形器成品

4. 临床适应证及相关要求

（1）适应证：适用于高位尺神经损伤。肱骨髁上骨折、肱骨内髁骨折、尺骨鹰嘴骨折、肘关节脱位等外伤均容易导致高位尺神经损伤，肘关节的暴力性外伤容易合并肌肉肌腱损伤。在高位尺神经损伤合并屈侧肌肉肌腱损伤修复术后，需要将肘关节、腕关节放置在屈曲位，减轻屈侧肌腱的张力，有利于组织的修复。同时，肘关节的 90° 屈曲位有利于肘关节功能的保持。

（2）特殊要求：需要在肘窝处使用软性带子进行交叉捆扎固定，避免肘关节进行屈曲运动。

（3）佩戴要求：高位尺神经损伤需屈肘屈腕固定，第3周后将腕关节从掌屈位逐渐过渡到背伸30°，以利于腕关节功能的恢复，佩戴至少4~5周。神经脆弱者及儿童可适当延长1周时间。后期继续使用抗爪形手矫形器，以防止爪形手畸形。

（4）适配检查要点：检查肘关节及腕关节屈曲角度，勿造成伸侧肌肉肌腱的过度拉伸。检查矫形器边缘是否光滑，勿造成皮肤刮伤。检查是否出现局部压力点，尤其是骨突部位，如桡骨茎突、尺骨茎突部位。拇指位置要确保不影响拇指的活动。

（5）容易出现的问题：出现局部压力点，限制拇指的运动。

（6）替代方法：无。

（二）前臂腕关节背侧静态矫形器

1. 治疗作用　将腕关节及手指掌指关节固定于屈曲位，减轻尺神经张力，保护修复后的尺神经组织。

2. 材料选择　低温热塑板材、魔术贴。

3. 制作方法

（1）取样：长度为前臂中上1/3处至手指尖的距离，宽度为上肢相应位置周长的2/3，远端按照手指形状修剪，边缘剪成圆角，参照高位尺神经损伤使用的矫形器，只是不限制肘关节，如图4-5-4所示。

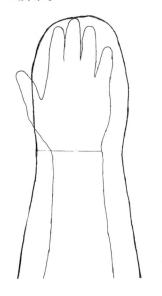

图4-5-4　前臂腕关节背侧静态矫形器纸样

（2）塑型：腕关节屈曲到最大角度，掌指关节轻微屈曲，指间关节放松，将热塑板材覆盖在肘关节、腕关节及手的背面，冷却成型，如图4-5-5所示。

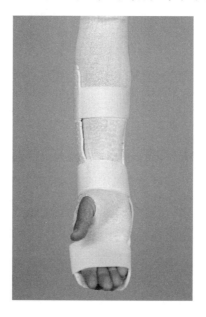

图4-5-5 前臂腕关节背侧静态矫形器塑型

（3）后期加工：用魔术贴固定前臂、腕关节及手指部位，如图4-5-6所示。

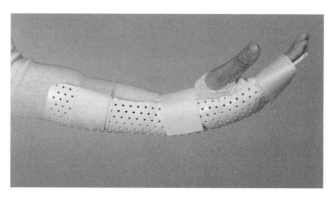

图4-5-6 前臂腕关节背侧静态矫形器成品

4.临床适应证及相关要求

（1）适应证：适用于低位尺神经损伤。前臂绞轧伤、牵拉伤和腕关节暴力性损伤均可能导致尺神经的损伤。将腕关节放置在屈曲位，减轻屈侧组织的张力，有利于组织的修复。

（2）特殊要求：魔术贴固定的位置要注意避开红肿外伤部位，以减轻损伤部位的压力。

（3）佩戴要求：建议佩戴 4~5 周，神经脆弱者及儿童可延长 1 周，然后继续使用抗爪形手矫形器。

（4）适配检查要点：检查矫形器边缘是否光滑，勿造成皮肤刮伤。检查是否出现局部压力点，尤其是骨突部位，如桡骨茎突、尺骨茎突部位。

（5）容易出现的问题：局部压力点的出现。

（三）手背侧阻挡式矫形器

该矫形器又称背侧手部固定型矫形器。

1.治疗作用 预防因尺神经受损造成的爪形手畸形。主要作用于掌指关节，将掌指关节固定在 70°~90° 屈曲，指间关节完全伸展。这种位置会使副韧带产生张力，预防关节僵硬或挛缩的发展。此矫形器有助于保护掌指关节掌板，将手指固定于功能性姿势，更可同时确保手指的关节活动度。

2.材料 低温热塑板材、魔术贴。

3.制作方法

（1）取样：画纸样时掌心朝下，描画出手部及手指轮廓，纸样手指部分按手指形状做弧形，近端不超过腕横纹，如图 4-5-7 所示。

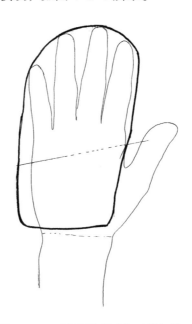

图 4-5-7 手背侧阻挡式矫形器纸样

（2）塑型：将第 2~5 掌指关节保持于屈曲位，把加热软化的板材放在手背侧塑型，注意板材不能限制拇指和腕关节的活动，如图 4-5-8 所示。

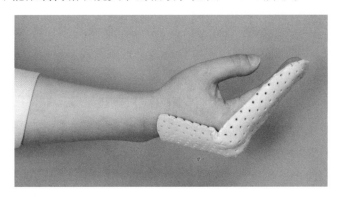

图 4-5-8　手背侧阻挡式矫形器塑型

（3）后期加工：待板材塑型后，在手掌和手指处加上魔术贴，如图 4-5-9 所示。

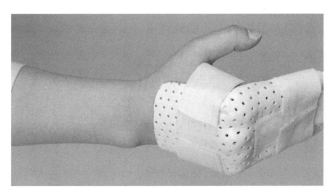

图 4-5-9　手背侧阻挡式矫形器成品

4. 临床适应证及相关要求

（1）适应证：适用于尺神经损伤。尺神经损伤会导致手内肌肉瘫痪、萎缩，造成爪形手畸形。

（2）特殊要求：第 2~5 掌指关节屈曲 70°~90°，手指关节完全伸直固定。

（3）佩戴要求：夜间睡觉时佩戴，白天需佩戴抗爪形手矫形器以确保手功能。

（4）适配检查要点：须确保手指关节完全伸直，以避免手指关节挛缩，手指部分边缘不能超过手指厚度，否则无法将手指固定在伸直位。

（5）容易出现的问题：掌指关节背侧出现压力点，影响或限制拇指及腕关节运动的流畅性。

（6）替代方法：抗爪形手矫形器。

（四）夜间固定型矫形器

1.治疗作用　将肘关节固定屈曲30°~40°，前臂稍旋前位，腕关节稍尺偏位固定。防止肘关节反复及长时间屈曲，减轻肘管神经管道内的神经剪切力，让神经处于放松位置。

2.材料　低温热塑板材、软衬垫、魔术贴。

3.制作方法

（1）取样：长度为上臂中段至掌横纹的距离，宽度为相应位置周长的2/3，画纸样，如图4-5-10所示。

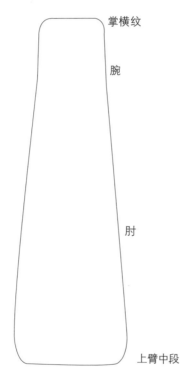

掌横纹

腕

肘

上臂中段

图4-5-10　夜间固定型矫形器纸样

（2）塑型：肘关节屈曲30°~40°，前臂稍旋前位，腕关节稍尺偏位，将板材软化后覆盖于上臂中段尺侧至手部尺侧塑型，如图4-5-11所示。

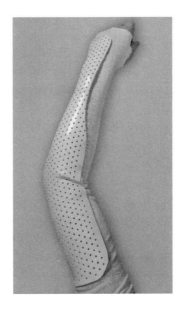

图 4-5-11　夜间固定型矫形器塑型

（3）后期加工：待板材塑型后，在上臂和前臂加上魔术贴，如图 4-5-12 所示。

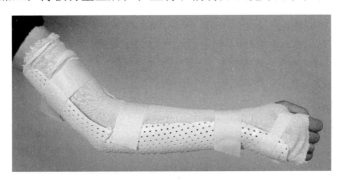

图 4-5-12　夜间固定型矫形器成品

4. 临床适应证及相关要求

（1）适应证：适用于肘管综合征。肘关节外伤术后可能会因为关节粘连、局部炎症等引发肘管处粘连，导致尺神经慢性压迫。肘关节反复屈伸运动可加重对肘管内的尺神经的刺激。肘关节长时间保持屈曲位也会增加尺神经的应力。佩戴矫形器可限制肘关节的屈曲运动，减少激惹反应。

（2）特殊要求：矫形器远端要在掌横纹近端，不能限制手指的运动。

（3）佩戴要求：夜间使用。症状严重者白天也需佩戴，直到症状减轻。

（4）适配检查要点：注意边缘要打磨光滑，可在肘管处增加软衬垫，帮助吸收部分应力刺激。

（5）容易出现的问题：需注意肱骨内上髁及尺骨鹰嘴处的压力点。

（6）替代方法：可采用肘关节卡盘式矫形器，利用卡盘限制肘关节超过 90° 的屈曲运动，如图 4-5-13 所示。对于无法忍受硬性材料的患者，可在肘关节前侧放置泡沫垫，用绷带固定，限制肘关节屈曲运动，如图 4-5-14 所示；也可以将卷起的毛巾或小枕头用绷带固定在肘窝，均可以限制肘关节屈曲到最大角度，如图 4-5-15 所示。

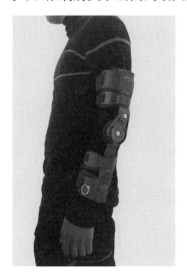

图 4-5-13　肘关节卡盘式矫形器

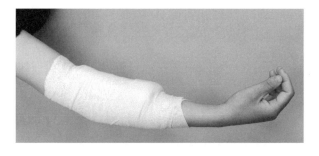

图 4-5-14　泡沫垫绷带固定替代矫形器

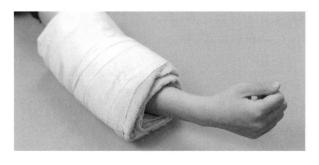

图 4-5-15　毛巾卷绷带固定替代矫形器

（五）尺侧加强型矫形器

1. **治疗作用** 将腕关节固定在 0° 位或轻微屈曲位，减轻腕尺管的压力，同时限制腕关节背伸运动，减少应激反应，以减轻症状。

2. **材料** 低温热塑板材、魔术贴。

3. **制作方法**

（1）取样：长度为前臂中段至掌横纹的距离，宽度为相应部位周长的 2/3，如图 4-5-16 所示。

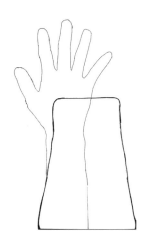

图 4-5-16 尺侧加强型矫形器纸样

（2）塑型：将加热后的热塑板材覆盖于前臂及腕部尺侧，冷却塑型，如图 4-5-17 所示。

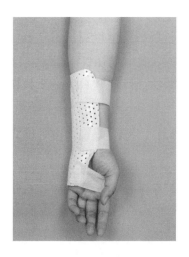

图 4-5-17 尺侧加强型矫形器塑型

（3）后期加工：待板材塑型后，在前臂和掌部桡侧加上魔术贴，如图4-5-18所示。

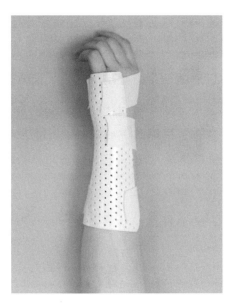

图4-5-18　尺侧加强型矫形器成品

4.临床适应证及相关要求

（1）适应证：适用于腕尺管综合征。腕尺管空间狭小、钩骨钩骨折、豌豆骨骨折、豌豆骨钩骨间关节炎症、腱鞘囊肿、肌肉韧带异常等均可能导致腕尺管的神经卡压。腕关节的重复性活动是造成腕尺管综合征的最主要的原因。

（2）特殊要求：将腕关节固定在中立位或轻微屈曲位，考虑将环形软垫或中间带孔的硅胶垫放置在腕掌部尺侧敏感处，可以直接减轻局部压力。

（3）佩戴要求：患者在白天与夜晚均需要佩戴，直至症状完全消失。

（4）适配检查要点：确保没有局部压力点压迫，特别是尺骨茎突处；不要限制手指的运动，矫形器远端要在腕横纹近端，边缘可适当卷起，避免对掌部的卡压及摩擦。

（5）容易出现的问题：矫形器远端对手指运动的限制，尺骨茎突处的卡压。

（6）替代方法：白天在工作时可使用软性的矫形器替代，既有一定的保护作用，又尽可能避免影响工作。

（六）抗爪形手矫形器

1.治疗作用　尺神经损伤后，环指、小指爪状畸形，该矫形器将掌指关节屈曲，并将手指固定于功能性姿势，同时不影响各指间关节的活动，防止由尺神经损伤造成的爪形手畸形。

2.材料　低温热塑板材、魔术贴。

3.制作方法

（1）取样：画纸样时掌心朝下，描画出手部及手指轮廓，远端以近指间关节近端为界，近端以虎口位置为界，手指部分为环指、小指宽度，尺侧增加1厘米，以更好地包裹手尺侧缘，手掌部分桡侧向虎口延伸，超过手掌向掌面延伸1~1.5厘米，如图4-5-19所示。

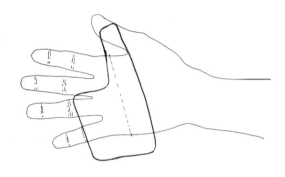

图4-5-19　抗爪形手矫形器纸样

（2）塑型：保持环指、小指掌指关节于屈曲位，将加热软化的板材置于手指及手背塑形，如图4-5-20所示。

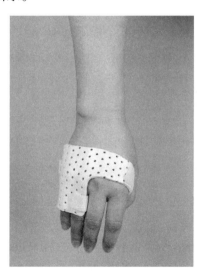

图4-5-20　抗爪形手矫形器塑型

（3）后期加工：在环指、小指的近节掌面及手掌面开口处粘上魔术贴。实际使用如图 4-5-21 所示。

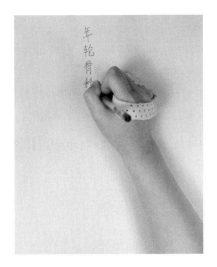

图 4-5-21　使用抗爪形手矫形器写字

4.临床适应证及相关要求

（1）尺神经损伤引起的爪形手畸形

①适应证：尺神经损伤时会导致手内肌肉瘫痪、萎缩，造成爪形手的畸形。

②特殊要求：掌指关节 20°~30° 屈曲位，不影响指间关节的活动。

③佩戴要求：白天活动时佩戴更利于手功能的发挥，夜间可使用手背侧矫形器，对指间关节进行矫正。

④适配检查要点：手指部分不可超过近指间关节，避免影响指间关节的活动，桡侧向掌面延伸的部分不可太长，以免影响示指的活动。患者佩戴后要进行抓握、捏物测试，检测是否限制活动及是否出现局部压力点。需注意小指及示指边缘部分是否光滑，避免摩擦。

⑤替代方法：无。

（2）尺神经损伤合并正中神经损伤导致的全手指爪形手畸形

①适应证：尺神经损伤合并正中神经损伤会导致手内肌肉瘫痪、萎缩，造成爪形手畸形，各个手指掌指关节过伸畸形，导致手指不能抓握，同时正中神经损伤导致拇指不能对指。该矫形器将拇指固定在对掌位，将各指掌指关节固定在屈曲位。

②制作方法：用宽度 1.5 厘米左右的板材，将拇指固定在对掌位，再将第 2~5 掌指关节固定于屈曲位，为了方便穿戴，将矫形器的开口置于手掌背侧，如图 4-5-22 所示。

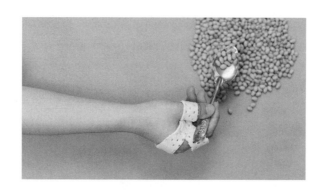

图 4-5-22 尺神经损伤合并正中神经损伤矫形器

（七）拇指掌指关节过伸矫形器

1. **治疗作用** 矫正因尺神经长时间慢性损伤后的掌指关节韧带松弛导致的拇指掌指关节过伸。拇指捏物时，拇指掌指关节过伸持续加重，容易导致关节疼痛及发力机制不良。佩戴矫形器可以保证拇指在日常生活中的正常使用，限制拇指掌指关节的过伸，同时不影响拇指的对指和指间关节的活动。

2. **材料** 低温热塑板材、魔术贴。

3. **制作方法**

（1）取样：画纸样时掌心朝下，描画出手部及手指轮廓。在拇指的掌指关节处做半圆形开口，远端以拇指指间关节为界，近端弧形最高点不超过第1掌骨近端，如图 4-5-23 所示。

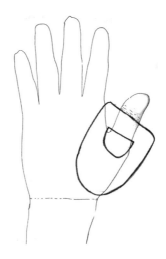

图 4-5-23 拇指掌指关节过伸矫形器纸样

（2）塑型：保持拇指掌指关节处于轻微屈曲位，将加热软化的板材放在拇指背侧塑型，注意中间半圆形孔对准拇指掌指关节，这样可以使拇指在活动时掌指关节处不受压，如图 4-5-24 所示。

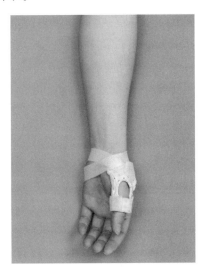

图 4-5-24 拇指掌指关节过伸矫形器塑型

（3）后期加工：在拇指近节指面粘上魔术贴，在腕部进行"8"字缠绕固定，如图 4-5-25 所示。

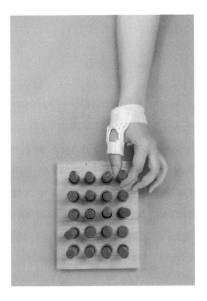

图 4-5-25 拇指掌指关节过伸矫形器成品

4. 相关要求

（1）特殊要求：不限制拇指活动，同时确保拇指在用力时第 1 掌指关节不过伸。

（2）佩戴要求：患者在白天工作时可佩戴；避免受热，以免低温热塑板材变形。

（3）适配检查要点：确保不限制拇指的运动，边缘无卡压。

（八）缠绕型软性护腕

1. 治疗作用　在日常活动中支撑腕关节，保护腕关节。对于腕尺管综合征的患者，可在腕掌部接触面增加软垫，在尺神经卡压处剪孔，使该处压力减轻，减少刺激。

2. 材料　护腕、软垫。

3. 制作方法　将软垫与腕尺管对应位置剪为镂空，粘在缠绕型护腕的腕掌接触面上，如图4-5-26所示。

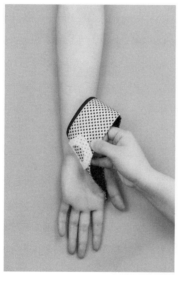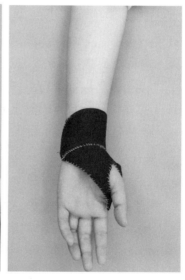

图4-5-26　缠绕型软性护腕

4. 相关要求

（1）特殊要求：不限制手指的正常活动，同时能给予腕关节支持，减少腕尺管的局部压迫。

（2）佩戴要求：患者在白天工作时可佩戴；因为护腕是棉性织物，所以需要避免被打湿。

（3）适配检查要点：不限制手指活动，镂空处应恰好与腕尺神经卡压处重合。

（九）护肘

1. 治疗作用　在肘管处增加软垫或硅胶板，可在肘关节活动时减少对超敏感神经或新生神经组织的震动和刺激，保护神经组织。

2. 材料　棉质型护肘或绷带，软垫或硅胶板。

3. 制作方法　将软垫或硅胶板置于肘管处，用棉质的护肘或绷带固定，如图4-5-27 所示。

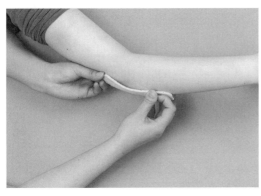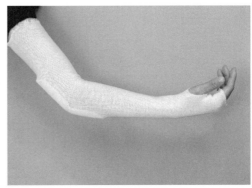

图 4-5-27　护肘

4. 相关要求

（1）特殊要求：护肘应为非硬性材质，可使肘关节在有限屈伸范围内活动。

（2）佩戴要求：患者在白天工作时可佩戴；因为护肘是棉性织物，所以需要避免被打湿。

（3）适配检查要点：软垫或硅胶板与肘管处吻合、固定，不随肘关节活动而移位。

尺神经损伤是非常常见的周围神经损伤，除康复训练外，辅助器具的选择、制作和使用是非常重要的治疗技术，特别是矫形器的制作，对患者尺神经损伤后姿势的保持、固定，维持正确的活动功能，甚至是促进损伤的恢复都起到了非常重要的作用。

第五章

桡神经损伤

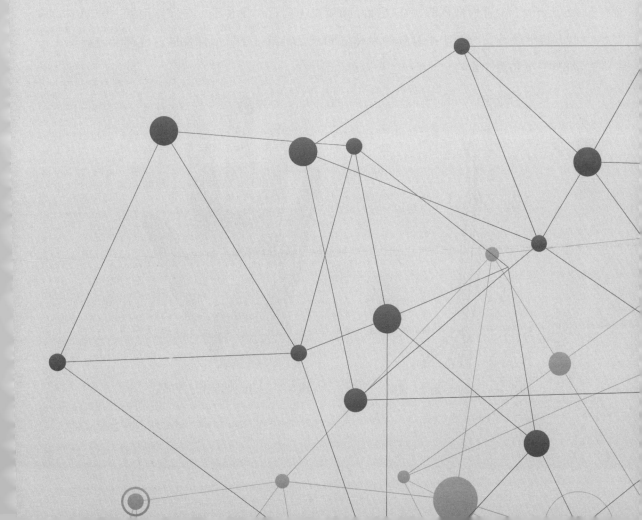

第一节 桡神经损伤

一、桡神经解剖

桡神经属于周围神经，是上肢臂丛神经较大的分支，由 C_5~T_1 神经根组成。桡神经发自臂丛后束，在肱动脉后方下行，伴肱深动脉入桡神经沟，至肱骨外上髁上方，穿外侧肌间隔出肱桡肌和肱肌之间，分为深、浅两支。浅支在肱桡肌深面伴行于桡动脉的外侧，至前臂中下 1/3 处离开动脉转向背面，在肱桡肌后缘穿出深筋膜继续下行至腕和手背。深支穿过旋后肌至前臂后面，行于浅、深伸肌群间。桡神经的分支有：桡神经肌支自桡神经本干发出分支，支配肱三头肌、肱桡肌和桡侧腕长伸肌；桡神经深支支配旋后肌，即前臂其余伸肌；桡神经皮支在腋窝处发出臂后皮神经，分布于上臂后面皮肤，在桡神经沟处发出前臂后皮神经，分布于前臂后面的皮肤；桡神经浅支分布于手背桡侧半和桡侧三个半指近节背面的皮肤。桡神经走行见图 5-1-1 和图 5-1-2。

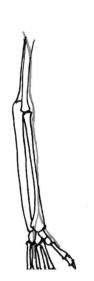

图 5-1-1 桡神经走行（臂部）

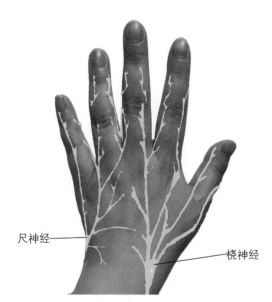

尺神经

桡神经

图 5-1-2 桡神经走行（手部）

二、桡神经损伤

（一）桡神经损伤的原因

桡神经损伤比较常见，损伤原因非常多且比较复杂。临床上根据受伤的原因将神经损伤分为开放性损伤和闭合性损伤，桡神经损伤也不例外。

1.开放性桡神经损伤　开放性桡神经损伤一般是由开放性肱骨骨折、切割伤、机械伤等原因造成的完全性或不完全性的桡神经损伤。

2.闭合性桡神经损伤　闭合性桡神经损伤常见原因有牵拉伤、压迫性损伤，最常见的是在玩耍时被大力牵拉上肢，不经意造成桡神经的牵拉伤。有时，肘关节和上臂的水肿可能会压迫桡神经，出现暂时性桡神经障碍。但水肿消失后，桡神经的功能可能需要很久才可以恢复正常。

（二）桡神经损伤的分类和特点

1.高位桡神经损伤　高位桡神经损伤是由注射、肱骨骨折等原因造成的。神经损伤的部位一般高于上臂外后侧皮神经的起止点。较为明显的表现是肱三头肌的肌力减弱或消失；另外还包括腕关节伸肌群、拇指伸肌群、掌指关节伸肌群等的肌力减弱或消失；伴随感觉障碍的区域为从上臂的外后侧一直到手背的桡侧 1/2，如图5-1-3 所示；而且患者会出现下垂手的现象，如图 5-1-4 所示。由于屈肌活动正常，在没有伸肌拮抗作用的情况下，患者很容易出现下垂手合并手指屈曲变形，如图5-1-5 所示。

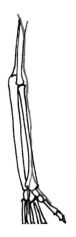

图 5-1-3　高位桡神经损伤的感觉障碍区域

2.低位桡神经损伤　低位桡神经损伤是由肱骨外上髁骨折等原因造成的肘关节及以上到上臂外后侧皮神经起止点之间的桡神经损伤。表现为患者拇指伸肌群、指伸肌群的肌力减弱或消失，腕关节的伸展能力明显减弱或消失；感觉障碍出现在拇指的背侧，手背桡侧 1/2，示指、中指近部 2/3，环指桡侧近部及示指的桡侧面，如图 5-1-6 所示。

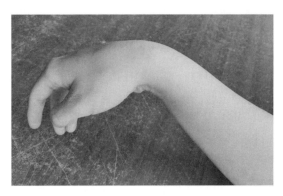

图 5-1-4　下垂手

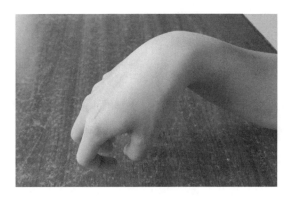

图 5-1-5　下垂手及手指屈曲变形

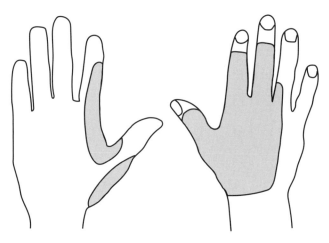

图 5-1-6　低位桡神经损伤感觉障碍区域

表 5-1-1 基于感觉及运动障碍表现的不同，分类描述了高位桡神经损伤与低位桡神经损伤的区别。

表 5-1-1 高位桡神经损伤与低位桡神经损伤的区别

分类	定位	障碍表现	
		感觉障碍	运动障碍
高位桡神经损伤	皮神经起点以上部分	上臂外后侧到手背桡侧 1/2 出现感觉障碍	①肱三头肌和肱桡肌的功能减弱或消失，抗重力伸肘时可能会出现明显障碍，肘关节如果长时间缺乏全范围伸展，会出现挛缩变形、伸展受限 ②出现所有低位桡神经损伤的活动障碍
低位桡神经损伤	肘关节到皮神经起点之间	拇指背侧，手背桡侧 1/2，示指、中指近部 2/3，环指桡侧近部出现感觉障碍	①前臂旋后肌的功能减弱或消失，前臂旋后困难 ②桡侧腕长伸肌、桡侧腕短伸肌和尺侧腕伸肌的功能减弱或消失，腕关节不能背伸 ③拇长展肌的功能减弱或消失，拇指不能外展 ④尺侧腕伸肌功能减弱或消失，尺偏时伴有腕屈曲 ⑤指伸肌群功能减弱或消失，掌指关节不能伸展 ⑥拇长伸肌功能减弱或消失，拇指末节伸展障碍 ⑦长时间缺乏伸展活动，所有指关节有屈曲挛缩倾向

第二节 桡神经损伤的评估

桡神经损伤的评估包括观察、问诊、身体功能检查及日常生活活动能力评估四大部分。

一、观察

1.患侧上肢的活动 观察的内容包括患侧上肢能否活动、是何种活动及活动的程度等。首先要明确患者是高位桡神经损伤还是低位桡神经损伤。以往检查者一听说患者是桡神经损伤，就习惯性地去观察患者的手腕是否下垂，很容易忽略患者肘关节以上的问题，因此会容易漏掉肘关节伸展的问题。一个重要的原因是，肘关节伸展是顺应重力的活动，即使高位桡神经损伤导致肱三头肌受损，由于重力的作用，检查者仍然可以看到肘关节自然地伸展活动。

2.皮肤的颜色、水肿及形态 桡神经损伤早期，其支配区域水肿肢体明显多为粉红色，皮温高。触诊时柔软平滑，极易再次受伤，因此，在进行感觉检查或肌肉检查时需要非常注意，避免形成二次损伤。损伤后期，水肿逐渐消失，皮肤颜色开始变成青紫色，桡神经支配部位的皮肤易干燥或过度湿润，皮肤欠光滑，弹性欠佳，这主要是由交感神经障碍引起的。

3.创伤 常见的桡神经损伤是由上肢骨的骨折造成的，另外，刀割伤等外伤也常常造成桡神经损伤。所以评估时还要通过观察确认创伤面的愈合情况，或确认皮肤是否有缺损的情况，这可以避免伤口感染造成的神经二次损伤。

二、问诊

问诊的内容一般包括受伤时的情况、治疗情况、疼痛、社会与家庭中的角色、心理及精神方面的情况等。

1.受伤时的情况 主要了解受伤的时间、地点和原因，患者意识状况，当时是否有合并症，肌肉麻痹的过程等情况。主要目的是了解造成障碍的原因。

2.治疗情况　在受伤以后，由于受伤部位、年龄、身体素质、营养状态等不同，每个患者恢复的情况各不相同，恢复的速度和效果也不同。可以通过评估治疗情况了解患者恢复的速度、现状及影响患者恢复效果的原因等。

3.患者目前的一般情况　了解患者到目前为止的工作和学习情况，桡神经损伤为患者带来了哪些障碍，患者现在是否存在疼痛，在经济方面有什么问题等。这些会为今后的治疗形式提供依据。

三、身体功能检查

根据桡神经支配的感觉区域和肌肉运动，患者的身体功能检查包括肩胛带和上肢的关节活动度测量、肌力检查及感知觉检查。

1.关节活动度测量　关节活动度测量是测量与桡神经支配肌肉相关的关节活动度，包括肘关节、前臂、腕关节、掌指关节、指间关节。相关部位的关节活动度及测量参考值见表5-2-1。

表 5-2-1　桡神经损伤涉及部位的关节活动度测量表

部位	活动	测量值（°）	参考值（°）	备注
肘关节	屈曲 PROM		150	
	伸展 PROM		0~15	15°为过伸展终末位
前臂	旋前 PROM		80~90	测量前臂旋前和旋后的 ROM 时，需保持肘关节屈曲 90°
	旋后 PROM		80~90	
腕关节	背伸 PROM		70	
	掌屈 PROM		80	
	尺偏 PROM		30	
	桡偏 PROM		20	

拇指腕掌关节	屈曲 PROM			15	起始位角度尺两条臂不是 0°，但此位置被认定为 0° 起始位，掌骨从 0° 起始位运动的角度被认定为运动的 ROM（腕掌关节屈曲/伸展起始位的角度为 30°，但被认定的 ROM 为对应的 15°/20°）
	伸展 PROM			20	
	外展 AROM			45	起始位时角度尺可能显示为 15°~20°，此位置被作为 0° 记录（拇指腕掌关节外展终末位角度为 60°，但被认定的 ROM 为 45°）
掌指关节（第 2~5 指）	屈曲 AROM			90	从示指到小指，ROM 逐渐增加
	伸展 AROM			45	
指间关节（第 2~5 指）	屈曲 AROM	PIP		100	
		DIP		90	
	伸展 AROM			0	

注：PROM，passive range of motion，被动关节活动度；ROM，range of motion，关节活动度；AROM，active range of motion，主动关节活动度；PIP，proximal interphalangeal joint，近指间关节；DIP，distal interphalangeal joint，远指间关节。

2.肌力评定　肌力评定是检查桡神经支配的所有肌肉的肌力，包括肱三头肌、肱桡肌、旋后肌、桡侧腕长伸肌、桡侧腕短伸肌、所有指伸肌等。肌力的评定方法见第一章。

3.感知觉检查　桡神经损伤会给患者带来浅感觉、混合觉及知觉的变化，由此给患者带来手和手指操作活动方面的问题。

（1）浅感觉：桡神经是混合性神经，既支配运动，又支配感觉。高位桡神经损伤导致的感觉障碍在上臂的外后侧、前臂的外后侧及手背桡侧 1/2。低位桡神经损伤的感觉障碍只是在拇指背侧，手背桡侧 1/2，示指、中指的近部 2/3，环指桡侧近部及示指的桡侧面。桡神经损伤浅感觉检查表见表 5-2-2。

表 5-2-2　桡神经损伤浅感觉检查表（□触觉　□痛觉）

类别	部位	结果			
高位桡神经损伤	上臂外后侧	正常	过敏	减弱	消失
	前臂外后侧	正常	过敏	减弱	消失
	手背桡侧 1/2	正常	过敏	减弱	消失
低位桡神经损伤	手背桡侧 1/2	正常	过敏	减弱	消失
	拇指背侧	正常	过敏	减弱	消失
	示指、中指近部 2/3，环指桡侧近部，示指的桡侧面	正常	过敏	减弱	消失

（2）混合觉检查：两点分辨觉属于混合觉，测试方法是用特制的双规仪或两点辨别尺，两点分开至一定距离，同时接触患者皮肤，患者在闭目的情况下，若感觉到两点，则再缩小距离，直至两点接触点被感觉为一点为止，量出两点间最小的距离。人全身各部位的数值不同，正常值：指尖为 3~6mm；手掌为 15~20mm，手背为 30mm。它的作用是判断神经末梢损伤的部位和范围，以及神经恢复的状态。在桡神经损伤的治疗过程中，两点分辨觉是感知觉检查的重要组成部分。

（3）知觉检查：知觉检查主要包括疼痛及图形检查等。

①疼痛：多数患者在受伤后都会出现疼痛，桡神经损伤患者也同样会出现各种各样的疼痛。因为每个人对疼痛的耐受程度不同，而对疼痛进行评估主要是询问患者的主观感受，所以要清楚地向患者询问并记录如下问题：是什么样的疼痛？什么部位疼痛？是持续性的疼痛还是断断续续的疼痛？有没有什么诱因？

②图形觉：令患者闭目，用铅笔或火柴棒在患者皮肤上写数字或画图形（如圆形、方形、三角形等），询问患者能否感觉并辨认。

（4）物体识别觉：可以用 Moberg 拾物试验和 Dellon 拾物试验进行检查。

四、日常生活活动能力的评估

日常生活活动能力评估的种类比较多，如功能独立性评测（FIM）量表，Katz 日常生活功能指数量表、Brathel 指数评定量表等，几乎所有的评估方法都适合桡神经损伤。而桡神经损伤给患者的生活带来不便主要是由于手的活动和使用能力下降，因此，检查最主要是用于评价患者手功能的恢复程度。物体识别觉检查及手和手指的实用性与灵活性检查的结果，直接预示着患者将来的日常生活活动能力是否会受到严重的影响。所以，在日常生活活动能力评估的基础上，桡神经损伤的患者必须进行上肢的功能检查及手指的精细活动检查，检查方法如简易上肢功能检查（STEF）和木钉实验等，具体检查方法见第一章。

第三节　桡神经损伤的康复训练

桡神经损伤康复训练的目的是维持、改善关节活动度，减轻水肿，预防肘关节、腕关节和手指各个关节的挛缩、变形，促进感知觉的功能恢复，恢复和强化肌力，改善日常生活活动及生活质量。

一、关节活动度的维持和改善

1.手术前的关节活动　在桡神经损伤后需要进行神经修复手术或功能重建手术的情况下，关节活动度的维持和改善具有重要的意义。不只是受伤部位周围的关节，还包括肩胛带的各个关节，都需要进行适当的关节活动度维持性训练，但是在进行训练时必须要清楚造成关节受限的原因。训练以保护受伤部位为原则，避免对受累肌肉过度牵拉，以免造成桡神经的二次损伤。

2.手术后的关节活动　桡神经损伤手术后的关节活动度训练必须要慎重进行。在进行训练之前，治疗师必须明确手术的部位在哪里、需要固定多长时间，明确神经修复或肌腱转移术后肌肉运动的方向、力度及时间。总之，在术后第一时间和开始进行关节活动度训练之前，治疗师必须要明确与手术相关的所有信息。

二、感知觉的训练

桡神经损伤后感知觉障碍表现明显的部位是手背部，手指尖部也可能会受影响，一般要对患者的手背部和手指尖部进行一些强化性的感知觉训练，训练的辅助器具在日常生活中就能被找到，如尼龙搭扣、毛巾、粗布、米粒、冷热水等。图 5-3-1 和图 5-3-2 分别是患者使用我们常见的米和粗布进行前臂和手背部的感知觉强化训练。

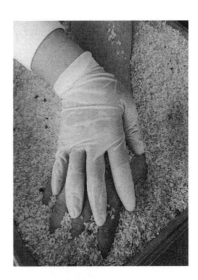

图 5-3-1　患者使用大米进行手背部的训练

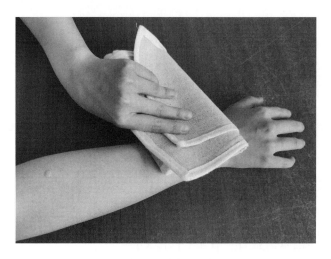

图 5-3-2 利用粗布进行前臂和手背部的感知觉训练

要注意的是，感知觉训练是伴随患者恢复期进行的，这个阶段患肢可能还存在水肿等情况，外伤患者的伤口可能还未愈合，在进行训练时一定要注意促进消肿和防止感染。因此，在训练过程中要尽量避免患者上肢总是处于下垂的肢位，要定时上举至高于心脏的位置。另外，存在感知觉障碍的患者对自己肢体的识别程度降低，容易再次受伤和感染，因此，皮肤还没有愈合并存在感知觉障碍的患者一定要形成检查伤口的习惯，降低感染概率。

三、肌力的强化

1. 肌力强化的原则　桡神经损伤的患者，无论是在保守治疗还是在手术治疗之后，都要进行肌肉的强化训练，但是训练的强度必须严格按照根据徒手肌力评定的结果制订的训练计划，如表 5-3-1 所示。因为桡神经损伤后及术后重新获得支配的肌肉比较容易疲劳，所以训练强度要根据患者的客观情况而定，避免由过度疲劳带来的肌肉和肌群的损伤。

另外，利用残存肌肉、肌腱进行肌腱移植的患者，需要在手术前对被移植的肌肉进行肌力强化训练。这是因为在通常情况下，在进行肌肉肌腱移植以后，被移植的肌肉肌力会明显下降。因此，在手术之前，被移植肌肉的肌力应该在徒手肌力 4 级以上。

表 5-3-1 肌力强化训练的目标

徒手肌力评定（MMT）	目标与训练
1	以出现关节运动为目标
	边触诊肌肉边进行助力运动
2-~2	以除重力下扩大主动的关节活动度为目标
	主动助力运动
	除重力下的主动运动
2+~3-	以肢体活动过程中主动收缩肌肉来对抗重力维持姿势为目标
	主动助力运动
	对抗重力的姿势保持训练
3~3+	以扩大除重力下主动运动的活动度为目标
	维持提高耐力的训练
	相关实用性的生活活动内容的操作
4- 以上	以扩大主动抗阻运动的活动度为目标
	抗阻运动
	渐增性抗阻运动

2. 肌力强化的训练

（1）除重力下的主动运动：主要目的是将肌肉渐渐强化到能够抗重力的水平，图 5-3-3 和图 5-3-4 为肘关节伸展障碍患者强化肱三头肌的训练。其中，图 5-3-4 是在除重力下的肱三夹肌负重训练，一般借助于 500g 以下的重物进行，训练目的是增强肱三头肌的肌力，为抗重力下肱三头肌的活动做准备。

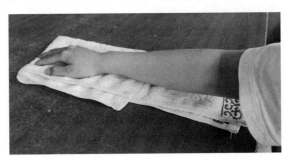

图 5-3-3 除重力下肱三头肌主动扩大活动度的训练

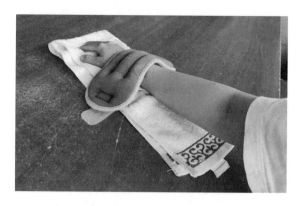

图 5-3-4　除重力下肱三头肌负重训练

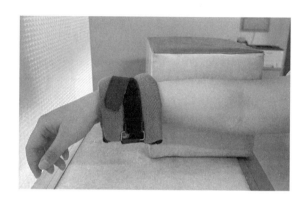

图 5-3-5　肱三头肌抗阻训练

（2）肱三头肌抗阻运动：抗阻运动的强化训练一般是在患者的肌力恢复至 3 级及以上时才能够进行。通常是对大肌肉进行肌力强化。图 5-3-5 显示的是患者利用沙袋和其他抵抗训练物品进行的肱三头肌的抗阻训练。

应该注意的是，神经末梢损伤的患者在进行肌力强化训练时，应尽量避免使用哑铃，主要原因是使用哑铃时，患者手部的抓握缺少伸腕肌肉的强力固定作用，手部的抓握动作不牢固，容易出现哑铃脱落，造成意外事故。而沙袋可以被固定在患者的手腕上，较为安全。

手腕和手指的强化训练，基本上是在桌子上进行的，患者比较容易掌握。一般选择弹力绷带、砝码、橡皮泥等辅助训练器具，如图 5-3-6 所示。

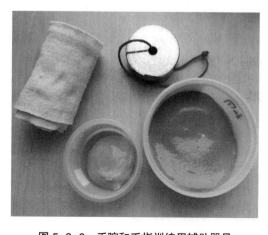

图 5-3-6　手腕和手指训练用辅助器具

　　患者可以利用弹力绷带自行进行腕关节背伸的姿势控制与抗阻训练，见图 5-3-7，患者通过抵抗弹力绷带的张力保持腕关节背伸姿势。使用砝码可以在改善患者腕关节背伸功能的同时，提高腕伸肌与手指屈肌的相互作用，强化手部的使用能力，如图 5-3-8 所示。橡皮泥一般被用于正中神经损伤和尺神经损伤患者的手指肌力训练及精细活动训练，橡皮泥颜色不同，张力也不同，若将其用于桡神经损伤患者的粗大运动训练，也可以让患者感受到实用性的效果。图 5-3-9 是患者使用橡皮泥进行肘关节伸展和腕关节背伸的组合性抗阻训练。

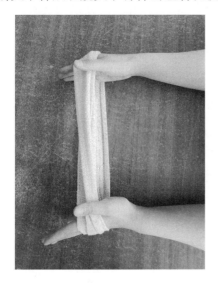

图 5-3-7　使用绷带进行腕关节背伸的
姿势控制训练（右手为桡神经损伤）

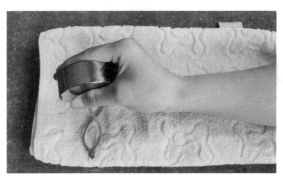

图 5-3-8　使用砝码进行的腕关节背伸
及抓握姿势控制的训练

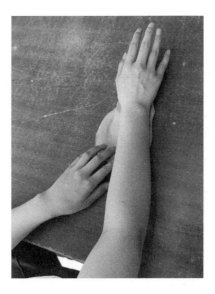

图 5-3-9　利用橡皮泥进行肘关节伸展和腕关节背伸的强化训练

（3）精细协调性的实用性训练：桡神经损伤患者的实用性训练不只是针对损伤引起的肢体障碍，还包括肩部、臂部和手部作为整体参与生活活动能力的实用性训练，其中包括操作范围、双手参与能力及协调能力等。实用性训练是在患者能够进行抗重力肢体活动的基础上进行的。图5-3-10是患者使用套板进行的实用性活动训练。在这个活动中，肩关节屈曲上抬的调整、肘关节屈伸的调整、腕关节背伸的调整、前臂在中立位的保持、手指的抓放（屈伸）动作及双手的配合性活动等元素都被包含在内，对桡神经损伤患者的后期恢复而言，是一个较为完美的组合性训练活动。

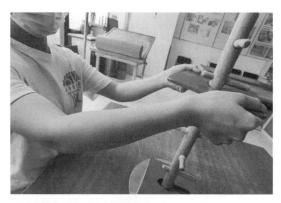

图5-3-10 桡神经损伤患者的套板训练（右侧肢体为桡神经损伤）

最终的训练活动是让患者参与真实的日常生活活动，这要包含患者的爱好和兴趣。在活动过程中，患者可以随意进行肢体活动，甚至可以创造出作品。以右侧桡神经不完全损伤为例，图5-3-11是在手工艺活动中，患者使用肘关节的伸展动作和腕关节的部分背伸动作将报纸进行均匀地分割，这需要双侧上肢均匀用力，保持对称的姿势；图5-3-12是卷纸棒的过程，患者右上肢边进行肘关节伸展，边利用手掌部的按压带动腕关节上抬；图5-3-13是利用卷好的纸棒打底的过程，右上肢边伸展肘关节，边进行按压，腕关节固定在背伸状态；图5-3-14是恢复后期的桡神经损伤患者在选择了自己感兴趣的手工艺活动后完成的自己比较满意的作品。这个过程除了肩部、臂部和手部的活动要素全部被使用以外，还充分体现了患者的认知功能，这说明患者已经可以回归社会，参与家庭和社会的活动。

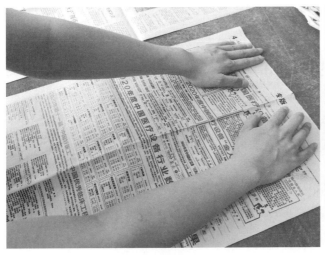

图 5-3-11　将报纸均匀分成四份

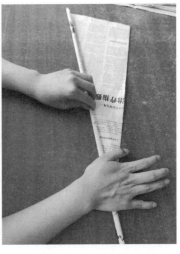

图 5-3-12　卷纸棒

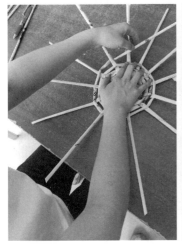

图 5-3-13　打底编框

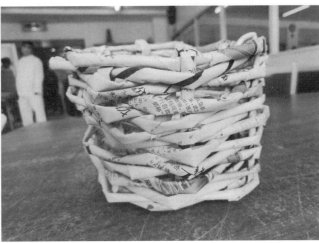

图 5-3-14　成品

第四节 桡神经损伤辅助器具的选择与使用

一、矫形器的目的

在重度桡神经损伤的患者临床治疗和恢复训练效果不佳的情况下，对于腕关节下垂者及指关节伸展困难者，可以考虑使用矫形器。桡神经损伤患者使用矫形器的目的主要是防止由肌力不均匀带来的腕关节及手指关节的变形和挛缩，其次是让关节和手指保持在功能位。

二、常见桡神经损伤矫形器

1. 掌侧开放性桡神经损伤矫形器　桡神经损伤的患者主要存在手指关节屈曲挛缩造成的伸展困难，是由手指屈肌肌力正常、伸肌肌力消失造成的。所以为了防止手指的屈曲挛缩变形，早期可以给患者佩戴使手指保持在功能位且能预防指关节屈曲挛缩的矫形器。图 5-4-1 是由低温热塑板材制作的掌侧开放性桡神经损伤矫形器，利用尼龙搭扣在前臂、腕关节及掌指关节处进行固定，掌指关节处的固定可以在掌指关节屈曲的同时很好地保持手指关节的伸展。图 5-4-2 是患者佩戴矫形器的侧方姿势，患者腕关节处在轻度背伸位，拇指伸展，其余四指的掌指关节被固定在屈曲位，且手指伸展。图 5-4-3 是从上方看的矫形效果。

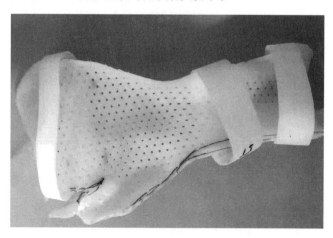

图 5-4-1　掌侧开放性桡神经损伤矫形器

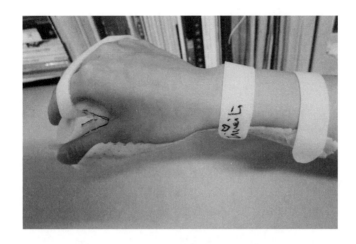

图 5-4-2　从侧方看的矫形效果

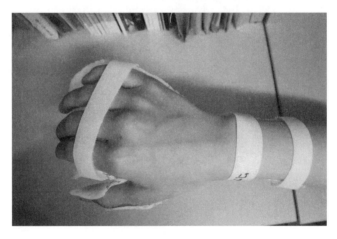

图 5-4-3　从上方看的矫形效果

2.腕功能位矫形器　桡神经损伤患者会出现下垂手现象，并且腕关节功能的恢复相对比较困难。有的患者甚至到了恢复后期，腕关节的背伸功能恢复得都不充分，但手指的屈曲功能恢复得比较充分。治疗师可以考虑令患者使用矫形器改善腕关节背伸功能，然后让患者进行日常生活活动的训练。图 5-4-4 是夹带硬性塑板的软式矫形器，其通过尼龙搭扣形成一个筒状矫形器，将腕关节固定在功能位，远端手指由于指屈肌的作用，可以抓握住道具进行日常生活活动的操作。图 5-4-5 是患者佩戴筒状矫形器和使用粗柄勺子进食的动作。

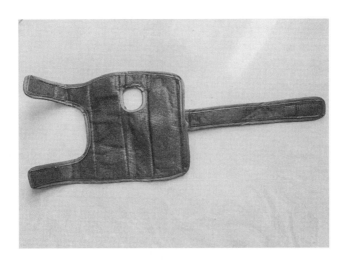

图 5-4-4 夹带硬性塑板的软式矫形器

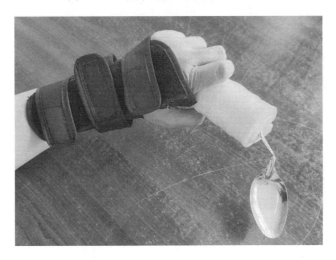

图 5-4-5 患者佩戴筒状矫形器和使用粗柄勺子进食的动作

矫形器也可以使用低温热塑板材进行制作，制作方法如下：首先在白纸上绘制出手形，标记掌横纹和腕横纹位置；再画出所需板材的形状，板材的长度应达到前臂的中上 1/3 处，宽度约为前臂对应处周长的 1/2，边界需画大一些，预留出剪裁和修边的损耗，见图 5-4-6。

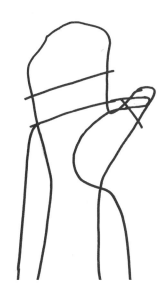

图 5-4-6　腕功能位矫形器纸样

　　将板材在热水中软化后取出，平铺在毛巾上擦干，待板材温度合适后开始塑型。使患手腕关节背伸30°，让板材依靠自身重力贴合到肢体上，再加压塑型。冷却成型后，画出多余材料，进行修剪。然后安装固定带，通常在前臂使用宽固定带，在腕关节和手部使用窄固定带，注意将边角剪成弧形，粘贴前可用热风枪加热表面，有助于粘贴牢固。制作完成后须令患者佩戴30分钟，观察患肢皮肤是否出现异常情况，及时调整。需要注意的是，矫形器应避免影响手指的活动。成品见图5-4-7。

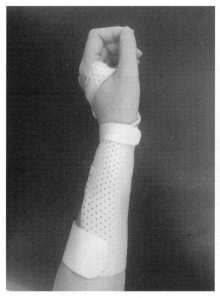
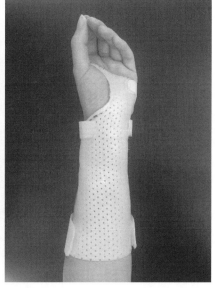

图 5-4-7　腕功能位矫形器

　　目前，适合神经末梢损伤患者的矫形器种类繁多，有的需要根据患者的损伤情况和关节的活动状态定制，有的可以买到。特别需要注意的是，要让患者发挥出自己应有的活动能力，如患者肘关节和手指关节屈曲动作的使用。在此基础上，还要考虑患者是否需要辅助器具（因为有的患者是不完全性桡神经损伤）、何时使用辅助器具、何时不使用辅助器具来发挥患者自身上肢的能力等，这些问题对于患者身心两方面都具有非常重要的意义。

第六章

肌腱转移术

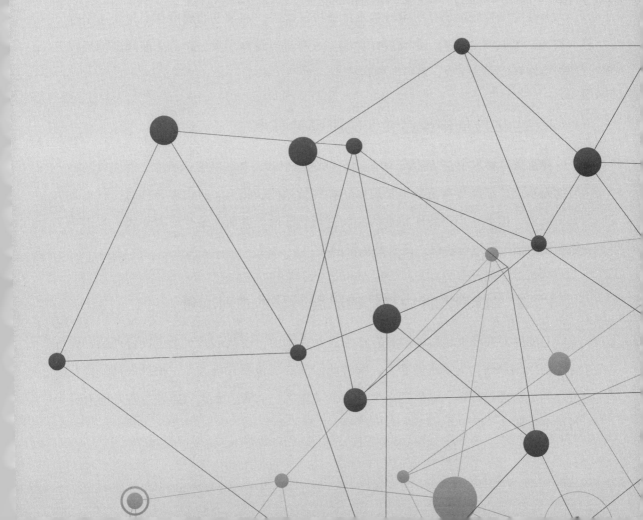

第一节　肌腱转移术的定义与分类

一、肌腱转移术的定义

（一）肌腱转移术的定义

肌腱转移术是当一组或一个肌肉出现功能减弱或丧失时，将邻近健全肌肉的肌腱止点转移到合适部位，使平衡失调的肌力恢复较好的平衡，以改善肢体活动功能，预防畸形的发生。

肌腱转移术的主要目的是：①替代瘫痪的肌肉，恢复肢体功能；②调整肌力平衡，预防畸形发生；③辅助骨性矫形手术，防止畸形复发。

上肢周围神经损伤是肌腱转移术的适应证之一。通常上肢周围神经损伤可引起一组或一个肌肉的瘫痪，影响肢体功能，或有进行性畸形发生，若上肢周围神经损伤无法修复或修复无效，可行肌腱转移术。

（二）上肢周围神经损伤的肌腱转移术

在肌腱转移术中，"供体"的肌肉必须是健全的，并有足够的肌力，能担负转移后的新功能。肌腱要有足够的长度以转移到预期的新止点。肌肉被转移后，肌力必有所减弱。因此，当用功能相近的肌肉进行转移时，其肌力最少应有4级；若用功能相反的拮抗肌进行转移，其肌力必须正常。

（三）上肢周围神经损伤的肌腱转移术术前准备

上肢周围神经损伤后的肌腱转移术通常在术前以团队形式对患者进行评估，作为术前干预策略，为手术做准备。理想的团队成员包括外科医生、护理人员、作业治疗师、物理治疗师、电生理医生、社会工作者、患者、家属，如果患者之前有进行过康复训练，那之前的治疗师也应该成为团队成员。

除周密的术前准备外，治疗师对患者的术前训练、术后训练及护理人员提供的相对应护理也对患者整体功能恢复起到非常重要的作用。

如果患者尚不符合手术标准，治疗师需要帮助患者进行术前训练，如关节活动度及肌力的训练。

二、上肢周围神经损伤后肌腱转移术的常见种类

上肢周围神经损伤后的肌腱转移术的主要目的为重建拇指和四指的对捏功能，重建内收、侧捏功能，解决爪形手畸形，改善手指的屈曲功能和伸展功能，通过转移肌腱改善由上肢周围神经损伤导致的肌力变弱的情况。上肢周围神经损伤后的肌腱转移术一般包括以下几种：①桡神经损伤后的肌腱转移术可修复腕关节、掌指关节功能及拇指伸展功能；②正中神经损伤后的肌腱转移术可恢复拇指对掌功能及指间关节屈曲功能；③尺神经损伤后的肌腱转移术可恢复拇指内收、掌指关节屈曲、指间关节伸展及食指外展功能；④正中神经损伤合并尺神经损伤后的肌腱损伤术。

（一）桡神经损伤后的肌腱转移术

桡神经损伤后的肌腱转移术可以提高手部抓握和释放物体的能力，供体肌肉一般为正中神经和尺神经支配的肌肉。手术的时机包括早期转移与延迟转移（恢复停滞后进行转移）。早期转移一般在神经损伤后的几周内进行，多为腕关节伸展的单肌腱转移。根据赛登分类法来计算上肢周围神经损伤恢复时间，一般认为桡神经损伤如果发生于肱骨骨折，神经恢复一般需要 6 个月的时间，而神经足够的时间来恢复才能进行手术，因此，延迟转移一般在损伤后 6~18 个月，具体时间因人而异。

（二）正中神经损伤后的肌腱转移术

低位正中神经损伤比高位损伤更为常见。手术需满足转移的先决条件，如具有强健的肌肉力量，组织具有平衡性。一般低位正中神经损伤后的肌腱转移术可以重建拇指对掌功能，高位正中神经损伤后的肌腱转移术可以重建屈指功能。

（三）尺神经损伤后的肌腱转移术

尺神经损伤后的肌腱转移术一般在恢复期进行，在此期间，维持手部被动关节活动度、防止掌指关节过伸展非常重要。低位尺神经损伤后的肌腱转移术的目的包括恢复拇指内收和其他手指外展能力。高位尺神经损伤可通过指深屈肌腱转移术来修复环指、小指关节屈曲功能。

（四）正中神经损伤合并尺神经损伤后的肌腱转移术

低位正中神经损伤合并低位尺神经损伤是比较常见的合并性神经损伤，其次是高位正中神经和高位尺神经的合并损伤。正中神经和尺神经的合并损伤可造成比单一神经损伤更严重的运动障碍和感觉障碍，手掌面的感觉障碍也严重影响手部功能。手术重建的需求一般为：最大限度恢复手内肌功能、纠正爪形手、重建拇指对掌功能、稳定掌指关节、重建拇指内收功能、重建屈指功能，但由于肌肉供体有限，在治疗时需要考虑患者的主要需求。

第二节　肌腱转移术的常见迁移与术后功能障碍

一、解剖及运动学

（一）肌腱转移术常用的肌肉及肌腱

肌腱转移术的潜在肌肉供体需要具有以下三个特征：①具有足够的功率驱动力；②受体有相似的肌腱偏移滑动；③并与受体功能协调或"同向"。符合条件的常见肌腱迁移情况详见表 6-2-1。

表 6-2-1　上肢周围神经损伤后肌腱转移术常见肌腱迁移

损伤神经	功能障碍	常见肌腱迁移
高位正中神经	• 拇指指间关节屈曲 • 示指、中指的近指间关节和远指间关节屈曲 • 拇指对掌、外展 • 腕关节屈曲	• BR 至 FPL，以恢复拇指的指间关节屈曲 • 示指和中指的 FDP 侧对侧缝合至环指和小指的 FDP，以恢复 FDP 屈曲 • ECRL 至 FPL • ECRL 至 FDP
低位正中神经	• 拇指对掌、外展 • 拇指掌指关节屈曲	• EIP 至 APB 或近端指骨 • 环指 FDS 至 APB • PL 至 APB • EDM 至 APB
高位尺神经	• 屈腕、尺偏 • 环指和小指的远指间关节屈曲	• 示指和中指的 FDS 至环指和小指的 FDP，以恢复手指屈曲 • FCR 至 FCU，以恢复尺偏和腕关节屈曲
低位尺神经	• 手指外展或内收 • 环指和小指的掌指关节屈曲 • 环指、小指的近指间关节和远指间关节伸展 • 拇指内收	• 转移术提供掌指关节屈曲和近指间关节伸展（防止爪形手） • 中指 FDS 至环指和小指侧带 • Zancoli 套索法，指浅屈肌腱固定于 A1 滑车 • 中指 FDS 至 ADP • ECRL 或 ECRB（带肌腱移植）至环指和小指侧带（Brand 术式转移） • ECRB 至 ADP，APL 附件连接至手背第 1 骨间，以恢复拇指内收

续表

损伤神经	功能障碍	常见肌腱迁移
正中神经合并尺神经	• 拇指外展和内收（侧捏和对指） • 拇指和示指、中指三指对指 • 小指内收 • 爪形手 • 腕关节屈曲	• 低位：① ECRB 至 APB，用于侧捏；② EIP 至 APB/EPL，用于拇指对指；③ APL 至第 1 骨间背侧肌（可能的掌指关节融合术），以恢复指尖捏；④ ECRL 或 BR 通过小指 A2 区，用于掌指关节屈曲 • 高位：①同低位；② BR 至 FPL，以恢复拇指指间关节屈曲；③ ECU 至 FCU，以恢复腕关节屈曲
高位桡神经	• 第 2~5 指伸展和拇指伸展 • 拇指桡侧外展	• PT 至 ECRB，FCU 至 EDC，PL 至 EPL • PT 至 ECRB，FCR 至 EDC，PL 至 EPL • PT 至 ECRL 和 ECRB，FDS MF 至 EDC MF/SF，FDS RF 至 EIP 和 EPL，FCR 至 APL 和 EPB
低位桡神经	• 第 2~5 指伸展 • 拇指伸展	• FCU 至 EDC，PL 至 EPL • FDS MF 至 EDC MF/SF，FDS RF 至 EIP 和 EPL，FCR 至 APL 和 EPB • FCR 至 EDC，PL 至 EPL

注：ADP, adductor pollicis, 拇收肌；APB, abductor pollicis brevis, 拇短展肌；APL, abductor pollicis longus, 拇长展肌；BR, brachioradialis, 肱桡肌；ECRB, extensor carpi radialis brevis, 桡侧腕短伸肌；ECRL, extensor carpi radialis longus, 桡侧腕长伸肌；ECU, extensor carpi ulnaris muscle, 尺侧腕伸肌；EDC, extensor digitorum communis muscle, 指总伸肌；EDM, extensor digiti minimi, 小指伸肌；EIP, extensor indicis proprius, 示指固有伸肌；EPB, extensor pollicis brevis, 拇短伸肌；EPL, extensor pollicis longus, 拇长伸肌；FCR, flexor carpi radialis, 桡侧腕屈肌；FCU, flexor carpi ulnaris, 尺侧腕屈肌；FDP, flexor digitorum profundus, 指深屈肌；FDS, flexor digitorum super-ficialis, 指浅屈肌；FPL, flexor pollicis longus, 拇长屈肌；MF, muscular fascia, 肌筋膜；PL, palmaris longus, 掌长肌；PT, pronator teres, 旋前圆肌；RF, ring finger, 环指；SF, superficial fascia, 浅筋膜。

（二）肌腱转移术矫正的上肢周围神经

桡神经发自臂丛后束，是臂丛中较大的分支。肱骨中段或中下 1/3 交界处骨折易合并桡神经损伤。损伤后的主要运动障碍是前臂伸肌瘫痪，出现前臂抬起时呈"垂腕"的姿态。其感觉障碍是以第 1、2 掌骨间隙背面"虎口区"的皮肤感觉障碍最为明显。

尺神经发自臂丛内侧束，含有第 7、8 颈神经和第 1 胸神经的纤维。初与肱动脉伴行，继而离开肱动脉向后下方走行，至肱骨内上髁后方的尺神经沟，在尺神经沟中，尺神经位置表浅可被触及。在前臂上部发出肌支支配尺侧腕屈肌和指深屈肌尺侧半。

正中神经是在腋部由臂丛外侧束与内侧束共同形成的一条神经。正中神经支配前臂屈侧的大部分肌肉和手内桡侧半的大部分肌肉，以及手掌桡侧皮肤感觉。正中神经损伤较多见。少数病例同时存在尺神经损伤。

二、肌腱转移术后常见的功能障碍

患者在肌腱转移术之后需要经历一段时间的运动减少及固定，可能出现一些术后常见的并发症。术后常见的功能障碍包括长期制动导致的关节活动受限、肌肉粘连 / 短缩、水肿、瘢痕、新建肌肉肌腱单元适应不良、肌力减退、腱鞘炎等。

关节活动受限通常是因为患者在术后的制动期内缺乏主动运动。一般在肌腱转移术后，要利用石膏固定 3~5 周以促进组织愈合。这种制动导致了该部位关节运动的范围、幅度及频率下降，同时，可能出现的瘢痕、水肿等情况也可使关节活动度下降，从而导致肌肉粘连 / 短缩。

瘢痕是术后难以避免的并发症。个体以不同的速率产生瘢痕，瘢痕可改变肌腱滑动，使肌腱产生偏移，也可能影响关节功能。

新建肌肉肌腱单元适应不良也是肌腱转移术后的常见问题。完成肌腱转移后，患者需要学习激活新建的肌肉肌腱单元，使移位后的肌腱可以启动肌肉运动。患者最初的肌肉启动困难及易疲劳也是很常见的障碍。

肌肉转移后的激活障碍可能导致肌力减退；制动、疼痛或活动缺乏可造成未涉及的肌肉产生失用性力量降低，这也可能导致肌力减退。

腱鞘炎一般是由肌腱转移术后异常的运动模式、关节位置，或患者的过度使用导致的。腱鞘炎引发的疼痛通常会导致患者运动减少，造成日常生活中的某些障碍。

第三节 肌腱转移术后的康复训练

一、评估

（一）术前评估

为了提高肌腱转移术的成功率，术前评估有助于更好地进行手术，可用于指导术前的训练，为手术做准备。术前评估一般由评估团队进行，内容包括以下内容。

1. 心理评估 心理评估一般由团队中的心理医生及作业治疗师进行。心理医生通常通过成套的标准化评估表来评估患者的心理状态、情绪稳定性，来判断其压力应激状况及是否处于心理不稳定期。作业治疗师在心理层面进行的评估主要是从观察及访谈中获取患者及患者家庭的社会心理层面的情况。

2. 神经恢复情况的评估 神经恢复情况一般由团队中的电生理医生进行评估，常用的方法包括肌电图或其他神经传导电诊断方法。

3. 关节活动度测量 关节活动度测量包括主动关节活动度（active range of motion, AROM）与被动关节活动度（passive range of motion, PROM）的测量，涉及的关节主要包括肩关节、肘关节、腕关节及手的各个关节。

4. 肌肉长度的评估 评估肌肉长度的常用方法是在完全牵拉肌肉后测量此位置下的 PROM。上肢涉及单关节肌肉、双关节肌肉及多关节肌肉。但在进行关节肌肉长度评估时，需要将关节摆放在肌肉的拉长位，再进行 PROM 的测量。

5. 肌力评估 一般通过徒手肌力评定（manual muscle test, MMT）或测力计的方式进行评估。肌力的评估一般是评估单一肌肉或一个肌群的力量，徒手肌力评定目前多遵从 Lovett 分级法，通过评估肌肉活动能否抗阻、抗重力，或通过触诊等方式将肌力分为 6 级进行记录。手部的肌肉力量评估一般通过捏力测力计和握力测力计来进行。握力一般按照美国手外科协会（American society for surgery of the hand, ASSH）建议使用二档进行测量，记录 3 次试验的结果，取平均值；捏力一般测试侧捏、对指捏和三指捏 3 个模式，记录 3 次结果，取平均值。目前认为，肌力只有达到 4 级及以上，并且该肌肉在新的位置上可以有足够的偏移量，才可以被选为供体肌肉。

6. 手灵活性和协调性评估 手的灵活性和协调性可以通过九孔钉测试、奥康纳（O'Connor）手指灵活性测试（图 6-3-1）进行评估，普渡钉板测试及杰布森（Jebsen）手功能测试也常被用于评估手部功能。

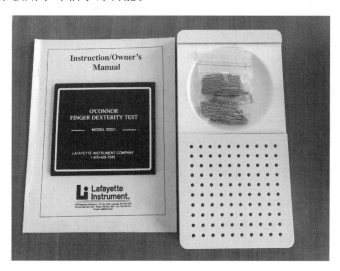

图 6-3-1 O'Connor 手指灵活性测试工具

在其他测试工具处于平台期的时候，九孔钉测试可以显现出其在评估手指灵活性方面的优势。这个测试让被测试者尽可能快地从桌子上捡起木钉并放置在插孔里，每次 1 根，先利手后患手，时间限定在 50 秒内，用时越少代表手的灵活性越好，简单易操作。

7. 感觉检查 感觉检查包括被动感觉检查和主动感觉检查。被动感觉检查方式包括触压觉检查和两点分辨觉检查。触压觉一般利用塞姆斯 - 温斯坦（Semmes-Weinstein）单丝测验进行检查。末端神经支配密度依靠两点分辨觉来评价，通常利用 Dellon 盘进行两点分辨觉检查，一般评估动态两点分辨觉和静态两点分辨觉，先进行动态检查再进行静态检查。主动感觉检查可通过 Moberg 拾物试验进行。

8. 运动学习能力评估 术前运动学习能力评估可以从获取能力、保持能力、调整能力和效率 4 个方面进行。一般要通过观察患者手部操作表现能力来对双侧肢体活动情况进行评估，可通过计时来评估效率，通过观察操作学习及改变其活动模式来评估其他能力。

（二）术后评估

术后评估主要集中在术后有可能出现障碍的方面，如前文提到的关节活动受限、肌肉粘连/短缩、水肿、瘢痕、新建肌肉肌腱单元适应不良、肌力减退、腱鞘炎等情况。

1.关节活动度测量　与术前评估大致相同，但要特殊关注的问题是，在肌腱转移术的早期（4周内），在医生允许患者进行主动运动之前，不可进行AROM测量，同时也应该避免牵拉方向上的PROM测量。若PROM与AROM测量均可进行，当涉及手部肌腱的粘连使复合活动更受限时，可用总主动活动度（total active motion, TAM）进行描述，计算公式如下：

TAM=（MP+PIP+DIP屈曲角度）-（MP+PIP+DIP伸展受限角度）[①]

同时，在ROM评估中，要更加关注腕关节和近端关节在不同位置下的手部ROM。

2.肌肉粘连/短缩评估　肌肉粘连/短缩可通过肌肉长度进行评估。与术前评估一样，前提是不可损伤组织，在肌腱转移术的早期（4周内），在医生允许患者进行主动运动之前，不可进行修复肌肉的牵拉检查及收缩运动检查。

3.水肿评估　水肿的评估主要以测量周长或体积、触诊及测量指尖到远端掌横纹距离的方式进行。目前水肿缺乏明确的分级标准，在临床上，一般基于凹陷的深度和持续时间（或恢复时间）将凹陷性水肿分为4级。非凹陷性水肿通常采用描述的方式评估。

4.瘢痕评估　术后瘢痕一般通过触诊瘢痕周围皮肤可提拉程度、瘢痕周围关节活动度及活动中瘢痕形态变化来进行定性的评估。肌腱滑动受限情况也可以作为间接证据来评估瘢痕。

5.新建肌肉肌腱单元激活评估　一般通过观察转移后肌肉的活动情况来评估肌腱转移术后的新建肌肉肌腱单元的激活情况，通常观察肌肉主动活动能力。

6.肌力评估　同术前评估，前提是不可损伤组织，在肌腱转移术的早期（4周内），在医生允许患者进行主动运动之前，不可进行修复肌肉的收缩运动检查，也要避免其他肌肉的肌力检查造成被修复肌肉的牵拉。

注：① MP, metacarpophalangeal joint，掌指关节；PIP, proximal interphalangeal joint，近指间关节；DIP, distal interphalangeal joint，远指间关节。

7. 腱鞘炎评估　腱鞘炎可通过影像学检查、超声检查、触诊及一些特殊检查进行评估。这部分内容一般由评估团队中的影像科医生及骨科医生进行。特殊检查一般是指有针对性的检查。

8. 工作能力评估　手部工作能力评估可用 Valpar 评估工具进行，见图 6-3-2。

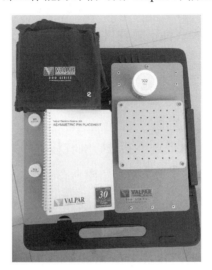

图 6-3-2　Valpar 评估工具

二、训练目标及计划

（一）术前训练目标及计划

术前训练的目标是确保患者符合手术标准，进一步改善功能，为手术提供良好的术前准备。

其训练计划主要以提高供体肌肉能力为主，包括以下内容。

1. 心理准备及术前宣教　为患者介绍手术情况及术后容易产生的功能障碍，倾听患者的想法及压力，为患者进行心理疏导。

2. 术前 PROM 训练　手术有一定的 ROM 需求，需要患者在术前进行 PROM 训练。

3. 术前肌力训练　为了使肌肉达到手术标准，患者需要在术前进行肌力训练，以达到供体肌力的最大强度。手指力量训练桌可通过增加下坠砝码的重量，训练手指对指力量。

（二）术后训练目标及计划

术后训练的目标是在术后最大程度地减轻功能障碍，提高日常生活中的功能。

1. 训练目标　术后的训练需要分期讨论，不同时期的训练目标如下。

（1）制动期：保护修复组织，控制水肿，保护感觉丧失区域，鼓励其他关节活动。

（2）激活期：恢复 ROM，激活转移后的肌肉肌腱单元，感觉再教育，增加关节功能。

（3）强化期：提高肌力，增加活动能力，补偿功能。

2. 训练计划

（1）矫形器训练：术后佩戴矫形器是肌腱转移术后的一个非常重要的环境，矫形器可以保护转移肌肉的静态张力，帮助组织愈合，维持最大 ROM 及功能。

（2）水肿、瘢痕控制训练：通过抬高患肢、轻柔被动运动、压力治疗等方式进行水肿及瘢痕控制训练。

（3）ROM 训练：针对术后可能出现的 ROM 障碍，在保护组织的前提下进行 ROM 训练，可以改善功能。

（4）肌力训练：进行提高肌力的训练。

（5）肌肉激活训练：通过抓握训练等方式改善新建肌肉肌腱单元激活能力。

（6）作业活动训练：通过作业活动训练改善手部操作能力，ADL 能力，工作、休闲活动能力。

三、功能训练

（一）术前训练

患者若不符合手术条件，需要进一步改善 ROM 和肌肉力量，则需要进行术前训练。主要的训练内容包括 PROM 训练和肌力训练。

1. PROM 训练　在理想情况下，术前的 PROM 需要达到最大才能最大程度地支持手术。治疗师会根据评估结果制订 PROM 的扩大训练内容。上肢周围神经损伤造成 PROM 受限的原因可能是拮抗肌过度牵拉麻痹和萎缩的肌肉，使神经再生肌肉功能下降，造成挛缩，如爪形手或腕关节屈曲挛缩。在这种情况下，主要的 PROM 训练包括如下几个方面。

（1）矫形器治疗：应用适当的矫形器将关节固定于功能位。合并肌腱损伤及烧伤的患者需要结合自身情况选择矫形器，以避免损伤修复的肌腱。如果已经产生关节受限，可以利用渐进性矫形器来维持和改善 PROM。

（2）被动运动：被动运动一般适用于具有一定的 PROM 受限，但关节终末感较软的患者。如果患者在被动运动的过程中，发现关节终末感僵硬，且在末端产生严重的牵拉痛时，需要避免过度的被动运动，在不痛的范围内进行 PROM 训练。

（3）主动运动：主动肌肉运动也可以改善 PROM。如果 PROM 是由肌肉紧张造成的，那么肌肉的主动运动可以让紧张的肌肉放松。肌肉自身的抑制或与拮抗肌交互抑制可使肌肉紧张造成的 PROM 问题得到一定的缓解。

2. 肌力训练　术前肌力的维持和敏感性、灵活性的提高，都可以帮助增强供体肌肉及其他肌肉的运动能力和稳定能力。增加肌力的训练方法一般包括以下 3 种。

（1）力量训练：力量训练一般按照被动运动—主动辅助运动—主动运动—抗阻运动的顺序进行。在主动运动不充分的前提下，给予被动运动或主动辅助运动，可以提高肌肉的活动能力，改善肌力。在供体肌肉各种条件均适合手术，但肌力稍弱的情况下，抗阻训练是一个较好的快速提高肌力的方法。

（2）作业活动：在日常生活中，作业活动可以通过增加活动难度来进行提高力量的训练。例如，马赛克工艺是需要手部肌肉抗阻运动的项目，可以提高手部力量，并提高肌肉的协调性和灵活性。

（3）物理疗法：生物反馈技术、水中运动治疗技术也可以提高肌肉力量。水中治疗技术可以使患者在活动中对抗水的阻力或利用水的浮力放松一些肌肉，以起到提高肌力的训练效果。

（二）术后训练

术后的恢复通常包括了 3 期：固定期、激活期和强化期。不同期的训练方法有所不同。

1. 固定期　固定期一般为手术后的 5 周内。在术后，肢体通常会先进行石膏固定，然后再利用矫形器进行进一步的固定。

（1）石膏固定、静态矫形器治疗：石膏固定的目的是促进组织愈合。矫形器主要被用于保护被移行的肌腱，使其张力最小化。

（2）水肿控制：术后要立即开始控制水肿，如果没有血管移植或心力衰竭，可以通过将患者肢体抬高过心脏水平来防止远端积液。邻近关节的主动运动也可以改善水肿情况，压力治疗也可以防止水肿形成，但压力治疗需要非常谨慎，不可过度。

（3）主动 ROM 训练：在遵从医嘱的情况下，进行手术相关关节的主动 ROM 训练，以及周围相关关节和健侧所有关节的主动运动，可以避免由失用造成的关节挛缩。当主动训练受到肌力等限制而不能进行时，也可以进行主动辅助运动和被动运动。

（4）患者教育：在肌腱转移术后早期，教育患者遵从医嘱，提高矫形器的依从性是非常关键的。同时，控制水肿和活动手术未涉及关节的必要性也需要通过教育让患者理解并依从。

2.激活期　激活期一般为术后患者情况稳定后，被转移的肌肉开始学习如何在新的肌肉肌腱单元内激活，完成新的动作任务。这个阶段的康复训练主要集中在运动激活，瘢痕、水肿控制，感觉再教育，维持关节的生物力学，保持相关关节与周围关节的 ROM 等方面。

（1）激活训练：新建肌肉肌腱单元的激活训练，一般包括被转移位置的肌肉的训练及手部操作等实用性训练。

（2）瘢痕、水肿控制：激活期出现的瘢痕问题一般可以通过按摩、超声波治疗等方式进行改善。水肿可通过适当抬高患肢、增加主动运动及理疗等方式改善。

（3）感觉再教育：利用脱敏训练及主动的感觉训练改善感觉功能。

（4）维持关节的生物力学及保持相关关节与周围关节的 ROM：维持关节的生物力学一般依靠个性化定制的矫形器来进行。使用矫形器或拆掉矫形器进行抓握训练和日常生活任务，也有助于保持和改善相关关节与周围关节的 ROM。

3.强化期　强化期一般为组织完全愈合后，通常在术后 8 周，且通过前两期的训练，患者大致可以自主启动转移肌腱的新运动。这时，肌力的强化及肢体的使用是训练的重点。治疗师可以根据患者情况决定仅在夜间佩戴矫形器或停止使用。

（1）ROM 训练：对于术后 8 周依然存在 ROM 受限的患者，如果是因为软组织粘连，则需要通过一些筋膜松解手法或其他手法来解决，同时需要继续进行被动 ROM 训练。

（2）力量训练：可采用弹力带、哑铃、沙袋、水疗、生物反馈、高科技康复机器人等方式对肌力较弱的肌肉施加一定的阻力，进行抗阻训练。也可在日常的任务中通过增加设备重量、改变肢体位置等方式进行增加肌力的训练。

（3）肢体使用训练：鼓励患者多使用肌腱转移术后的肢体来完成日常生活中的任务，为复工、复学及回归家庭生活做好准备。

第四节　肌腱转移术后辅助器具的选择与使用

一、辅助器具常见类型

常见的肌腱转移术后辅助器具包括具有固定作用的辅助器具、具有压力治疗作用的辅助器具及具有代偿作用的辅助器具。

（一）具有固定作用的辅助器具

肌腱转移术后的首个阶段一般是术后 1~5 周，这个阶段需要利用辅助器具对术后肢体进行固定和制动。常用的固定和制动的辅助器具如下。

1.石膏　石膏固定是骨科常用的外固定方法。医用石膏的原料是天然的硫酸钙石。术后的肢体一般都被石膏壳固定在大的敷料内，大概 3 周后才会换成制动稍少的低温热塑矫形器。部分患者可能在 5 周内都需要石膏固定。石膏一般不可以由患者自行拆除。

2.低温热塑矫形器　低温热塑矫形器是康复治疗科室经常使用的一种矫形器，其材料一般为聚乙烯、聚丙烯。在肌腱转移术后的石膏固定 4 周之后，一些患者可以拆除石膏，用矫形器来保持肢位的固定和维持肌腱的张力。一般可以根据不同的作用将矫形器分为静态矫形器、动态矫形器和限制型矫形器。肌腱转移术后常用的矫形器一般为静态矫形器。

（二）具有压力治疗作用的辅助器具

在肌腱转移术后的压力治疗中，通常会用到压力衣、自粘弹性绷带、碎片包及肌内效贴布。

1.压力衣　压力衣又称弹力衣，医用压力衣主要用于预防和控制瘢痕组织过度增生，在术后瘢痕控制中运用较多。肌腱转移术后使用压力手套也可以降低术后组织水肿，一般用在石膏拆除之后。压力衣也可以用于控制水肿，但压力不可过大，一般不能超过 60 毫米汞柱。

2.自粘弹性绷带　自粘弹性绷带在体育运动、室外活动、骨科手术后的伤口包扎与肢体固定中使用较多。在肌腱转移术后使用自粘弹性绷带时，一般会从肢体或手指的远端向近端缠绕。因为自粘弹性绷带往往会自行绷紧，所以在使用时需要进行无张力缠绕。在包裹手指位置时，一般会避免包裹指尖处，以便观察皮肤颜色和血液循环情况。

3.碎片包　碎片包一般用在水肿由流体变为纤维化之后，作为垫片放置在皮肤和矫形器之间，或由弹力绷带将其缠绕在患者需要进行压力治疗的部位。

4.肌内效贴布　肌内效贴布也称运动贴布，是被普遍运用在运动防护中的一种弹性贴布，目前普遍认为其对消除水肿较为有效。将未拉伸的肌内效贴布贴在拉伸的皮肤上（即关节向胶带表面反方向弯曲，弯曲时关节表面皮肤远离贴布胶面），使贴布在使用后起皱，提供轻微的张力、压力，以及通过胶粘性拉伸皮肤，在一定程度上帮助肢体运动，并在一定情况下减轻水肿。

（三）具有代偿作用的辅助器具

在肌腱转移术后，一些肌肉将会长期活动减弱或失去活力，无法通过功能训练进行矫正，因此，代偿技术是较为快捷有效的方法。

1.加粗把手的用具　当手部具有一定的抓握能力，但因为关节活动受限或肌力下降，无法抓握生活中比较细小的用具时，可以通过加粗把手，代偿患者缺失的一部分抓握能力。

2.利用杠杆原理的省力工具　在上肢具有一定的功能，但肌力较弱的情况下，可以通过杠杆原理，制作一些特殊形状的工具，减少使用过程中的力量需求，代偿力量缺失。

3.代偿抓握的用具　如果整个手部丧失抓握功能，首先考虑的是用的健侧手进行代偿；如果双侧均受累，则可以利用一些工具来代偿失去的抓握能力，如万能袖带。

二、辅助器具的选择和使用

（一）辅助器具的考量与评估

在选择与制作辅助器具时，需要联系医生以确定患者当前状况、肢体固定的位置及角度，并进行评估，以确定辅助器具的功能发挥及安全性。

1. 解剖构造的考量与评估　上肢周围神经损伤后的肌腱转移术主要针对的是上肢远侧肢体部分。治疗师需要了解前臂、腕部及手部的解剖结构。

2. 作业活动需要和姿势的考量与评估　需要了解患者作业活动的内容和表现，以及日常生活的习惯，考量与评估辅助器具在前臂、腕部及手部活动中是否贴合，腕关节角度是否适合病情需要及是否能最大限度地帮助患者发挥最大的功能。使用辅助器具能够在一定程度上帮助身体保持相对良好的姿势，防止其他关节出现由过度代偿导致的消耗与姿势异常，可以帮助患者选择安全位置或功能位置。

3. 力学的考量与评估　评估生物力学因素对组织愈合的帮助和对瘢痕重塑的影响。辅助器具可以减少皮肤压力和肢体承重，并提供适当的拉力。

4. 佩戴服从性的考量与评估　辅助器具是否大小合适和是否美观都可能会对患者产生心理影响，需要通过对患者的了解与教育，来判断患者使用辅助器具的依从性，减少由不适或认知、心理原因导致的辅助器具弃用，避免影响使用效果。

（二）辅助器具的需求

1. 辅助器具的使用时机　在肌腱转移术后，对于前臂、腕部、手部出现的障碍，如肌力减弱、肌腱损伤、神经损伤、皮肤与软组织问题等，均可使用腕手矫形器来进行治疗。

（1）肌力减弱：①在新建肌肉肌腱单元激活尚未完全建立的时期，肌力可能出现减弱，可在不妨碍组织愈合的前提下选用辅助器具，但不可过于依赖辅助器具，防止出现失用性的关节受限或肌力减弱。②在肌力强化训练后，若肌力依然没有达到理想状态，则可以考虑长期使用肌力代偿型的辅助器具。

（2）肌腱损伤：如果肌腱转移术后出现了肌腱损伤的问题，一般会使用固定性辅助器具，以矫形器为主。

（3）神经损伤：如果肌腱转移术后出现了神经损伤的问题，也要选用固定性辅助器具进行治疗，或在后期使用其他代偿性辅助器具。

（4）皮肤与软组织问题：肌腱转移术后可出现水肿和瘢痕。一般采用压力性辅助器具进行治疗。

2. 辅助器具的适配程序

（1）处方前信息收集及评估。

（2）制订处方并预估费用。

（3）选择材料、结构设计及取形与制作。

（4）适配前治疗：在装配辅助器具之前，需对患处的邻近关节及患处进行训练与治疗。

（5）制作和装配：在肌腱转移术后的辅助器具制作过程中，一般令患者采取坐位，在装配中随时进行调整与修边，以减少佩戴辅助器具可能带来的各种皮肤问题。

（6）初检：对于初次装配试戴辅助器具的患者，可以观察其实际使用情况，关注是否达到辅助器具佩戴的目的，在佩戴使用20分钟之后脱掉辅助器具，检查皮肤状况。

（7）使用训练：患者佩戴辅助器具后可以进行适当的训练，根据疾病情况确定具体训练内容。

（8）终检：由医生、护理人员及康复治疗师等对患者使用辅助器具进行最终检查。

（9）随访：建议患者定时复诊，调整辅助器具。

（三）辅助器具的使用及常见问题

1. 辅助器具的使用要点

（1）如果肌腱转移术后的辅助器具涉及前臂的支撑和固定，则必须在前臂部位选择正确的长度和周长。

（2）注意辅助器具的边缘是否光滑。可动关节周围褶皱处的辅助器具边缘如果不够光滑，在运动中可能会划伤皮肤组织，必须确认边缘情况，并进行修饰。

（3）辅助器具的材料如果具有收缩性，则要在制作中注意辅助器具不可太紧，要留有余地。

（4）要根据患者的实际情况选择关节的角度，不可完全按照参考值来制作辅助器具，避免加重患者的疼痛与其他问题。肌腱转移术后如果伴随肌腱损伤，那么在选择关节角度上一定要以保护肌腱为第一准则。

（5）注意辅助器具与患者身体的贴合程度及固定程度。

（6）辅助器具如果有弹簧或其他可给予肢体外力的装置，则需要特别检查其施加角度与力量，确保外力不会对患者造成伤害。

（7）购买的已成型辅助器具在使用中可能因为个体具有差异，需要作业治疗师帮助进行小范围的调整。在调整过程中，需要确保调整不能影响整体功能及力学设计，还要在调整前了解该调整是否影响原辅助器具的保修和退换。

2. 辅助器具的不良作用

（1）有些患者皮肤敏感，可能在佩戴或与皮肤接触的过程中发生皮疹，固定带的束缚也可能让患者过敏。

（2）不恰当的辅助器具护理或没有及时根据病情调整辅助器具，可能造成辅助器具变形，对患者产生不良作用。

（3）有助力效果的辅助器具可能会使肢体局部受力过大，造成伤害。

（4）过长时间使用辅助器具，可能造成关节僵硬、肌肉萎缩、感觉异常、水肿等。

3. 辅助器具的停用与解决策略

（1）辅助器具停用原因：①个人原因，如功能进步或降低、心理原因；②辅助器具原因，如制作缺陷、没有及时调整、疼痛加重；③环境原因，如因为天气问题或家居、工作场所不适宜佩戴辅助器具，或所在的社会环境对辅助器具的不了解，使患者心理压力增大，拒绝使用辅助器具。

（2）辅助器具停用后的解决策略：我们针对常见的三种停用原因提出一些应对策略以供参考。①个人原因。因为功能进步，患者常会放弃使用辅助器具，如果评估后发现患者具有了独立完成日常生活活动的能力，可以鼓励患者放弃辅助器具。若出现了功能的退步，则可通过日常的训练维持其他肌肉的肌力，或帮助患者调整辅助器具的形态和使用时间。若是心理原因，则建议通过心理干预对患者进行疏导，鼓励患者实现生活的自理及手的使用。②辅助器具原因。需要尽快帮助患者调整辅助器具，定期复检。③环境原因。可根据患者所在的物理环境对辅助器具进行材料的改造。若是社会环境造成患者心理压力增大，可以对患者进行心理疏导，也可以改造辅助器具，使辅助器具尽量简单，颜色贴近皮肤，以防引发患者的心理不适。

三、肌腱转移术后辅助器具的制作

（一）固定性辅助器具的制作

因为肌腱转移术多采用跨腕关节的肌肉作为供体肌肉，所以肌腱转移术后常用的固定性辅助器具包括手背侧保护型矫形器和手掌侧支持型矫形器。

1. 手背侧保护型矫形器

（1）常用名称：手背侧保护型矫形器，手背侧阻挡矫形器，伸展阻挡矫形器。

（2）适配要点

①佩戴时机：一般在屈肌腱的转移术后 3~4 周佩戴。低位正中神经损伤合并尺神经损伤矫正术后 4~6 周可稍减少腕关节及掌指关节屈曲角度。高位正中神经损伤矫正术后 3~5 周通常需要将肘关节固定于 90° 屈曲位，此时可以佩戴矫形器，同时用肩带将肘关节固定于 90° 屈曲位，避免前臂、上臂大部分皮肤与矫形器贴合。

②制作要求：腕部 30° 掌屈；拇指 45° 外展，与食指相对；掌指关节 50° 屈曲；手指指间关节伸展。以高位正中神经矫正为目的的矫形器需要拇指指间关节处于轻微屈曲位。

③适用类型：正中神经矫正，低位正中神经及尺神经矫正，高位正中神经及尺神经矫正。

（3）制作方法

①取样：画纸样后，取长方形板材，长度为从中指到前臂中上 1/3 的距离，宽度为前臂最宽处宽度的 1.8~2 倍，如图 6-5-1 所示。

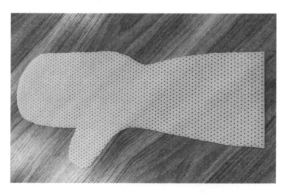

图 6-5-1　手背侧保护型矫形器取样

②成型：将板材加热至透明后，从热水中取出，放在干燥的毛巾上擦干。患者肘关节支撑在桌子上，前臂旋前，保持腕关节 30° 掌屈、拇指 45° 外展且与食指相对的姿势。将板材放在患者的前臂背侧，治疗师要保证矫形器在手指部与腕部施加力量，使板材贴合皮肤并定型。如图 6-5-2 所示。

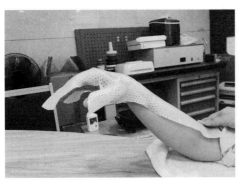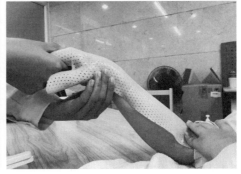

图 6-5-2　手背侧保护型矫形器成型

③修型：用笔标注多余部分，尤其是腕关节桡侧位置及指尖位置，如图 6-5-3 所示。在前臂、腕部及手部的侧面安装尼龙搭扣，将矫形器固定在手臂上，如图 6-5-4 所示。

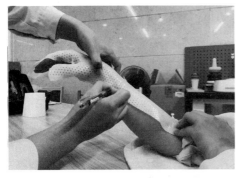

图 6-5-3　手背侧保护型矫形器修型　　　　**图 6-5-4　手背侧保护型矫形器成品**

2. 手掌侧支持型矫形器

（1）常用名称：手掌侧支持型矫形器，屈曲阻挡矫形器，休息位矫形器。

（2）适配要点

①佩戴时机：一般在尺神经矫正术（桡侧腕长伸肌腱通过第3、4掌骨插入内收肌的手术）后使用，1~4周仅佩戴矫形器，腕关节轻度背伸，拇指30°外展。桡神经矫正2~3周，结束石膏固定，可采用这种矫形器将腕关节及手指固定在伸展位。

②制作要求：腕部15°背伸；尺神经矫正一般需要将拇指固定在30°外展位；指间关节伸展；一般在4周内，将手部掌指关节固定在伸展位。桡神经矫正后4周半至8周可以将掌指关节固定于10°屈曲位，此时依然要求腕关节背伸15°，指间关节伸展，一般不需要固定拇指。

③适用类型：尺神经矫正，桡神经矫正。

（3）制作方法

①取样：画纸样后，取长方形板材，长度为从中指到前臂中上 1/3 的距离，宽度为前臂最宽处宽度的 1.8~2 倍。尺神经矫正需要固定拇指时，在虎口处标记，与手掌侧远端掌横纹尺侧终点连线，作为板材的上限。桡神经矫正取样时，标记虎口位置，与近侧手指纹桡侧终点连线。两种神经矫正后，按连线将大鱼际部分剪掉。如图 6-5-5 所示。

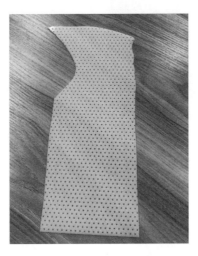

图 6-5-5　手掌侧支持型矫形器取样

②成型：将板材加热至透明后，从热水中取出，放在干燥的毛巾上擦干。患者肘关节支撑在桌子上，前臂旋后，保持腕关节 15° 背伸。将板材放在患者的前臂腹侧。此时可以将前臂旋前，需在保持矫形器腕部背伸的同时，拇指外展，使板材贴合皮肤，并定型。如图 6-5-6 所示。

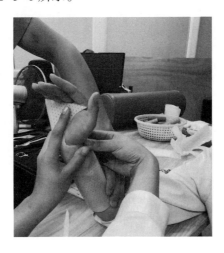

图 6-5-6　手掌侧保护型矫形器成型

③修型：用笔标注多余部分，尤其是手掌侧远端掌横纹处，需要标注大鱼际边缘多余部分并修剪。在前臂、腕部及手部的腹侧面安装尼龙搭扣固定处，将矫形器固定在手臂上。如果允许拇指活动，则要确保拇指在腕关节固定的范围内可完成全范围活动，并可以与示指对指。如图 6-5-7 所示。

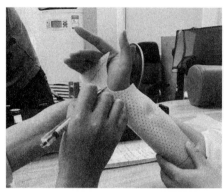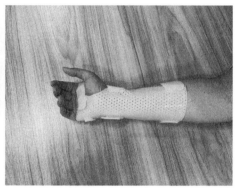

图 6-5-7　手掌侧保护型矫形器修型

④矫形器使用的训练：如需要固定拇指，则可尽早使用其余四指进行柱状抓握，在佩戴矫形器的同时使用改造过的生活辅助器具，帮助维持其余四指的功能。对于需要固定拇指的患者，一般可以在 4 周后换成不固定拇指的矫形器（依然保持腕关节背伸15°），每小时进行 1 次拇指内收及与其他手指对捏的训练。如不需要固定拇指，可以尽早进行拇指抓握物品训练。如图 6-5-8 和图 6-5-9 所示。

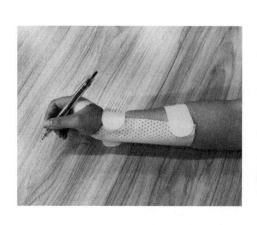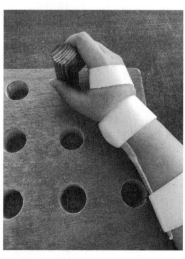

图 6-5-8　手掌侧保护型　　　　图 6-5-9　佩戴手掌侧保护型矫形器
　　　矫形器使用　　　　　　　（不需要固定拇指）进行柱状抓握

（二）压力性辅助器具的制作

在肌腱转移术后使用的压力性辅助器具中，既方便在作业治疗室制作使用，又具有安全性的是肌内效贴布。肌内效贴布被认为可以扩大皮下组织间隙，减少组织之间的压力，因此可以促进淋巴回流和血液循环，同时还可以通过贴布张力的变化及回缩力方向的变化有效促进淋巴回流。在治疗性贴扎技术中，常用"桩"来描述贴扎时首先固定在皮肤上的贴扎部分，"桩"可以是贴布的任何一部分，在贴"桩"的时候不能有任何拉力。"结"一般是贴布最后被固定在皮肤上的那部分，同一块贴布在贴扎时可以有多个"结"，"结"在贴扎时也不应该有拉力。"桩"与"结"之间的部分为"弦"，这个部分可以有拉力，在压力控制的淋巴矫正贴扎中，拉力一般不超过25%。

1.腕关节肿胀的淋巴矫正　腕关节肿胀的淋巴矫正一般采用5cm宽的贴布进行剪裁并贴扎。

（1）贴布的剪裁：一般腕关节淋巴矫正需要2块贴布，每块贴布需要保证1/3为"桩"，1/3为"结"，1/3为"弦"，其中，"桩"和"结"无拉力，各需要5cm，"弦"的部分需要15%~25%的拉力，一般需要留出3~5cm的长度，但这个长度需要根据患者实际的前臂长度进行调整。将贴布的一侧留出5cm后，将贴布剩余部分水平剪成5条，每条1cm宽，然后将边缘位置剪成圆角，防止贴后边角翘起，如图6-5-10所示。

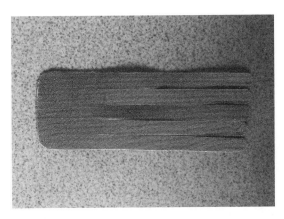

图6-5-10　淋巴矫正贴布修剪

（2）贴扎

①前臂腹侧贴扎：先撕开一部分贴布，将患侧前臂旋后，在前臂尺骨中下方腹

侧面以无张力贴"桩"，如图 6-5-11 所示。然后撕开被修剪成 5 条的贴布部分，避免 5 条黏合在一起，如操作不熟悉可分条撕下背纸，然后先将 1 条贴在手掌面大鱼际部分，贴时在"弦"部使用 15%~25% 的张力，贴"结"的时候保证无张力，完全贴合在皮肤上，如图 6-5-12 所示。然后将患侧前臂旋前，将其余 4 条贴布贴在患侧手背，依次等距离指向第 2~4 指骨方向粘贴，最远 1 条贴布不需要到达第 5 指骨位置，如图 6-5-13 所示。

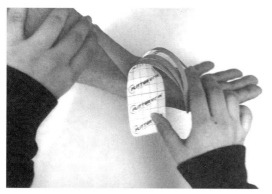 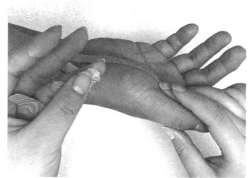

图 6-5-11　腕关节肿胀的淋巴矫正贴"桩"（腹侧）　　图 6-5-12　腕关节肿胀的淋巴矫正贴扎鱼际

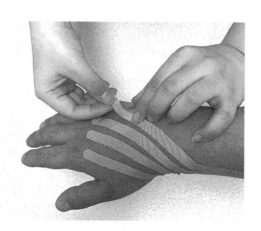

图 6-5-13　腕关节肿胀的淋巴矫正贴扎手背

②前臂背侧贴扎：先撕开一部分贴布，将患侧前臂旋前，在前臂桡骨中下方背侧面以无张力贴"桩"，如图 6-5-14 所示。然后撕开被修剪成 5 条的贴布部分，避免 5 条黏合在一起，如操作不熟悉可分条撕下背纸，将前臂置于中立位，然后先将桡侧 2 条贴布从背侧绕到腹侧，贴在手掌面大鱼际部分，贴时在"弦"部使用 15%~25% 的张力，贴"结"的时候保证无张力，完全贴合在皮肤上，如图 6-5-15 所示。然后将患侧

前臂旋前，将其余 3 条贴布贴在患侧手背，依次贴在示指桡侧、指向示指和中指，如图 6-5-16 所示。

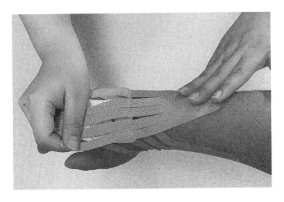

图 6-5-14　腕关节肿胀的淋巴矫正贴"桩"（背侧）

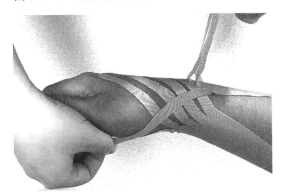

图 6-5-15　腕关节肿胀的淋巴矫正贴扎鱼际

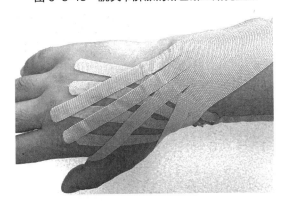

图 6-5-16　腕关节肿胀的淋巴矫正贴扎手指

（3）检查贴布：前臂腹侧和背侧 2 条贴布可重叠，贴扎后需检查贴布是否与皮肤贴合，边缘部分有无翘起。观察患者贴扎后是否过敏，如无过敏，可提示患者在 3 天后取下。贴扎完成如图 6-5-17 所示。

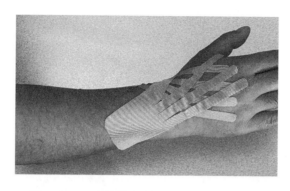

图6-5-17 腕关节肿胀的淋巴矫正贴扎背面观

2.拇指掌指关节肿胀的淋巴矫正 拇指掌指关节肿胀的淋巴矫正一般采用5厘米宽的贴布进行剪裁并贴扎。

（1）贴布的剪裁：一般拇指掌指关节淋巴矫正需要2块贴布，每块贴布需要保证1/3为"桩"，1/3为"结"，1/3为"弦"，其中，"桩"和"结"无拉力，各需要5cm，"弦"的部分需要10%~20%的拉力，一般需要留出4cm的长度，但这个长度需要根据患者实际的腕部及拇指长度进行调整。将贴布的一侧留出5cm后，将贴布剩余部分水平剪成5条，每条1cm宽，然后将边缘位置剪成圆角，防止贴后边角翘起。

（2）贴扎

①腕关节背侧贴扎：先撕开一部分贴布，将患侧前臂置于中立位，在接近腕关节桡侧的前臂背侧面以无张力贴"桩"，如图6-5-18所示。前臂旋后，手心向上，然后撕开被修剪成5条的贴布部分，避免5条黏合在一起，如操作不熟悉可分条撕下背纸，然后将桡侧2条贴在手掌面大鱼际部分，贴时在"弦"部使用10%~20%的张力，贴"结"的时候保证无张力，完全贴合在皮肤上，如图6-5-19所示。然后将患侧前臂旋前，将第3条贴布贴在拇指桡侧，第4条贴布贴在拇指尺侧，第5条贴布贴在示指桡侧，如图6-5-20所示。

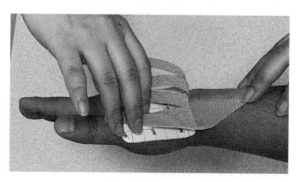

图6-5-18 拇指掌指关节肿胀的淋巴矫正贴"桩"（背侧）

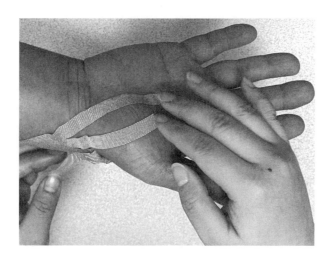

图 6-5-19 拇指掌指关节肿胀的淋巴矫正
贴扎鱼际掌侧

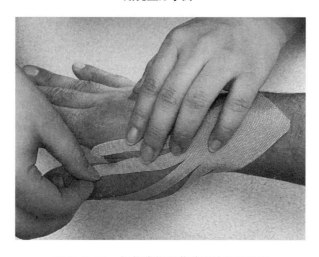

图 6-5-20 拇指掌指关节肿胀的淋巴矫正
贴扎鱼际背侧

②腕关节掌侧贴扎：先撕开一部分贴布，将患侧前臂旋后手心向上，在接近腕关节桡侧的前臂腹侧面以无张力贴"桩"，如图 6-5-21 所示。然后撕开被修剪成 5 条的贴布部分，避免 5 条黏合在一起，如操作不熟悉可分条撕下背纸，然后将桡侧第 1 条贴布贴在手掌面大鱼际部分，贴时在"弦"部使用 10%~20% 的张力，贴"结"的时候保证无张力，完全贴合在皮肤上。然后将患侧前臂置于中立位，将第 2 条贴布贴在大鱼际上，如图 6-5-22 所示。前臂旋前，手心向下，将第 3 条贴布贴在拇指尺侧，将第 4 条贴布贴在示指桡侧，将第 5 条贴布贴在手背指向示指掌骨头，如图 6-5-23 所示。最后成型如图 6-5-24 所示。

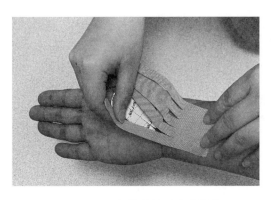

图 6-5-21 拇指掌指关节肿胀的
淋巴矫正贴"桩"（掌侧）

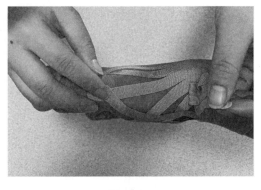

图 6-5-22 拇指掌指关节肿胀的
淋巴矫正贴扎鱼际

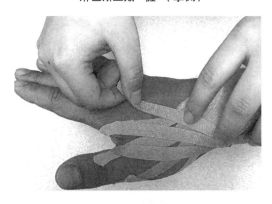

图 6-5-23 拇指掌指关节肿胀的
淋巴矫正贴扎手背

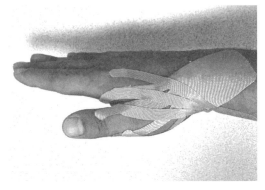

图 6-5-24 拇指掌指关节肿胀的
淋巴矫正贴扎完成

第七章

上肢周围神经损伤
常用生活辅助器具

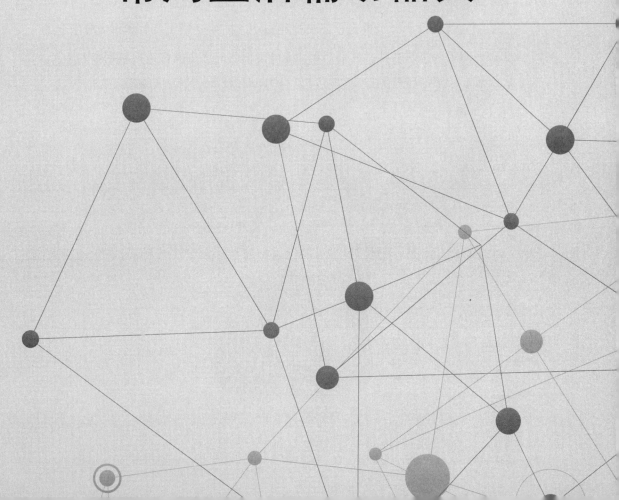

一、常用生活辅助器具概述

在上肢周围神经损伤中，除神经失用预后较好外，轴突断裂和神经断裂都有很大可能会遗留功能障碍。上肢周围神经损伤常用的生活辅助器具大多以补偿和替代为主要作用，代偿失去的功能以提高日常生活活动能力和生活质量。上肢周围神经损伤常用的生活辅助器具类型主要有：个人生活自理（包括进食、穿脱衣服、个人卫生）和防护辅助器具，家务辅助器具，操作物品辅助器具，学习、工作、休闲娱乐辅助器具等。

二、进食辅助器具

1. 防滑、防洒类

（1）特点：包括盘子挡边和吸盘、吸盘防洒碗、防滑垫等，此类辅助器具可以防止食物从盘子或碗中洒出，防止盘子、碗等移动，如图 7-1 至图 7-3 所示。

（2）适用人群：臂丛神经损伤、正中神经损伤、桡神经损伤及患侧疼痛等引起的单手无法进行固定动作的患者，或感知觉功能障碍引起的患手操作或控制困难的患者。

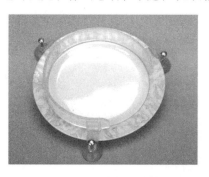
图 7-1 盘子挡边和吸盘

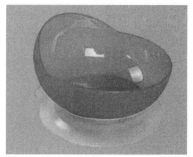
图 7-2 吸盘防洒碗

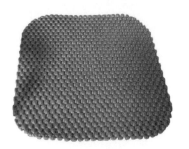
图 7-3 防滑垫

2.万能袖带、C形夹

（1）特点：可将勺子、叉子等插在万能袖带上，或使用带有C形夹的叉子、勺子等，辅助进食，如图7-4、图7-5所示。

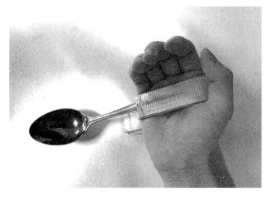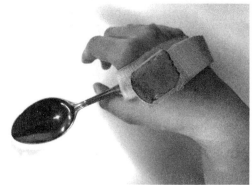

图7-4　利用万能袖带使用勺子

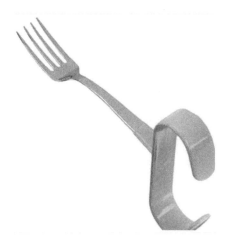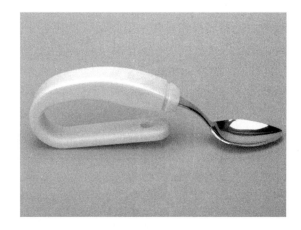

图7-5　C形夹叉子、勺子

（2）适用人群：下臂丛神经损伤、桡神经损伤、尺神经损伤等引起的手部抓放能力差，旋前或旋后困难的患者。

3.粗柄勺子、叉子

（1）特点：有成品，也可自己制作。可将勺子或叉子的手柄套上泡沫套或用绷带包裹，使手柄加粗，便于手握力减弱的患者使用，如图7-6和图7-7所示。

（2）适用人群：尺神经、桡神经、正中神经损伤引起的手部抓握能力差的患者和手指精细动作能力差的患者。

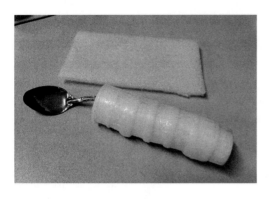

图 7-6　粗柄勺子

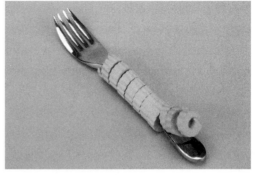

图 7-7　粗柄叉子

4. 弹簧筷子

（1）特点：有成品，也可自己制作。两根筷子之间用弹性材料连接，方便筷子弹开，如图 7-8 所示。

（2）适用人群：尺神经、正中神经及桡神经不完全损伤引起的手指伸展无力的患者。桡神经损伤出现明显下垂手的患者需佩戴腕关节功能位矫形器后才能够使用。

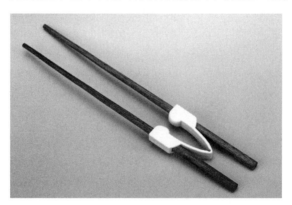

图 7-8　弹簧筷子

二、穿脱衣服辅助器具

1. 穿衣杆

（1）特点：在肩关节、肘关节主动运动受限时，穿衣杆可以辅助患者穿脱衣服和鞋袜，如图 7-9 所示。

（2）适用人群：臂丛神经、尺神经、正中神经损伤等引起的仅能单手操作的患者。

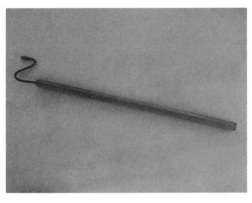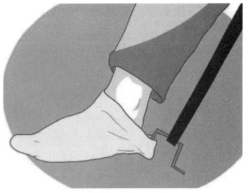

图 7-9　穿衣杆及使用

2. 系扣器

（1）使用方法：用健手握住手柄，将金属环穿过纽扣孔后，用金属环套住纽扣根部，然后将金属环连同纽扣一起从扣眼中拉出，如图 7-10 所示。

（2）适用人群：下臂丛损伤、正中神经损伤及偏瘫等单手操作且手指精细活动不佳的患者。

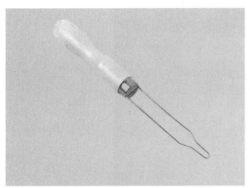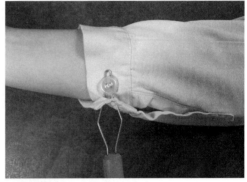

图 7-10　系扣器及使用

三、个人卫生辅助器具

1. 洗浴刷

（1）特点：包括长柄洗浴刷、弯柄洗浴刷和带吸盘的洗浴刷等。肩关节、肘关节主动运动受限时，患者可使用长柄或弯柄洗浴刷辅助完成洗澡动作；清洗健侧肢体时，可考虑使用带吸盘的洗浴刷，将洗浴刷固定在墙上，完成清洗动作，如图7-11 所示。

（2）适用人群：臂丛神经损伤患者。

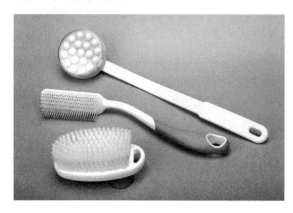

图 7-11　洗浴刷

2. 带扣环的毛巾

（1）特点：可利用健手带动患侧上肢进行清洁或擦拭动作，如图 7-12 所示。

（2）适用人群：上臂丛神经、桡神经、尺神经及正中神经损伤的患者。

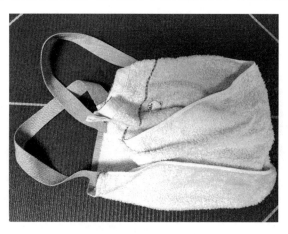

图 7-12　带扣环的毛巾

3. 形状记忆牙刷和电动牙刷

（1）特点：形状记忆牙刷可随意改变牙刷柄的形状，代偿患者的抓握功能，如图 7-13 所示。也可将普通牙刷插在万能袖带上使用。电动牙刷利用振动的方式增加了牙刷和牙齿之间的摩擦，可以弥补患侧上肢灵活性、准确性方面的不足，同时电动牙刷的柄较粗，可弥补患者握力不足，如图 7-14 所示。

（2）适用人群：没有抓握能力的尺神经、正中神经损伤的患者。

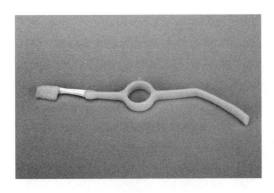

图 7-13 形状记忆牙刷

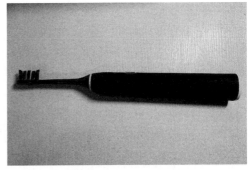

图 7-14 电动牙刷

4.易握漱口杯

（1）特点：代偿患手抓握功能，如图 7-15 所示。

（2）适用人群：尺神经、桡神经损伤引起的没有抓握能力的患者。

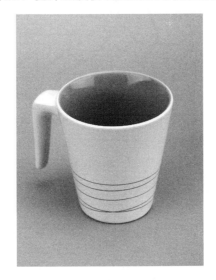

图 7-15 易握漱口杯

5.改造的指甲剪

（1）特点：改造后的指甲剪利用金属框增加了接触面积，无法进行指腹捏和侧腹捏动作的患者可以通过使用手的尺侧按压金属框来完成剪指甲的动作，如图 7-16 所示。也可使用电动指甲剪，如图 7-17 所示，双手都可以使用电动指甲剪，比较方便。

（2）适用人群：臂丛神经、尺神经、正中神经损伤引起的手指运动障碍患者。

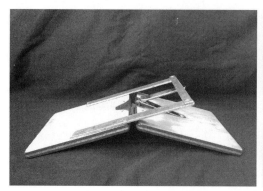
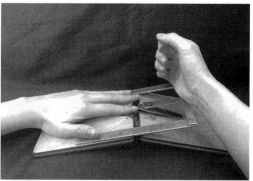

图 7-16   改造的指甲剪及使用

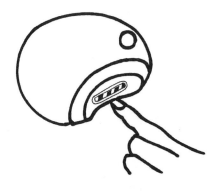

图 7-17   电动指甲剪

四、身体防护辅助器具

1. 防撞条、防撞角

（1）特点：防撞条、防撞角一般为软性材质，将其粘贴于桌边、墙边、桌角等相对锋利的棱角部位，可防止擦碰伤等二次损伤，如图 7-18 所示。

（2）适用人群：所有感觉障碍的患者。

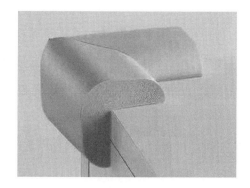

图 7-18   防撞角

2.防滑垫、防滑砖

（1）特点：用于室内、浴室内等，防止患者摔倒，预防摔倒带来的二次损伤如图 7-19 所示。

（2）适用人群：所有上肢周围神经损伤的患者。

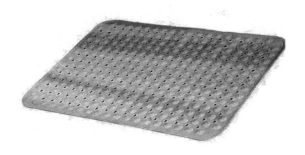

图 7-19 浴室用防滑垫

五、家务辅助器具

1.切菜护手器、防护手套

（1）特点：臂丛神经损伤等上肢周围神经损伤引起的感觉功能障碍患者使用防护类辅助器具，可预防二次损伤，防护手套对感觉异常的患者具有保护性作用。如图 7-20、图 7-21 所示。

（2）适用人群：所有上肢周围神经损伤使用患侧固定的患者。

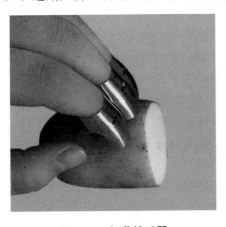

图 7-20 切菜护手器

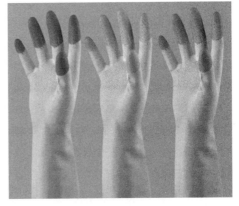

图 7-21 防护手套

2.带吸盘的杯刷、固定的刨丝器、削皮器

（1）特点：利用吸盘的固定作用，可以进行单手操作，完成刷杯子、削果皮等活动，如图 7-22、图 7-23 所示。

（2）适用人群：所有上肢周围神经损伤引起的仅能单手操作的患者。

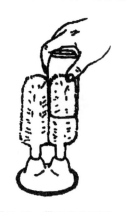

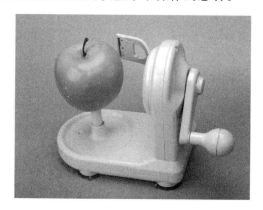

图 7-22　带吸盘的杯刷　　　　　图 7-23　固定的削皮器

3. 手柄加粗的特型刀具、砧板

（1）特点：将刀具手柄加粗，改变手柄方向，并与砧板巧妙组合，在方便抓握的同时，很好地利用了力学原理，使患者能够轻松、安全地完成切菜的动作，如图 7-24 所示。

（2）适用人群：不完全性的臂丛神经、尺神经、桡神经及正中神经损伤患者。

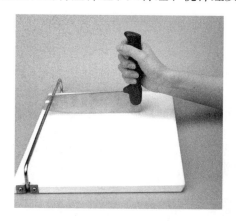

图 7-24　固定刀具的砧板

4. 改造的砧板

（1）特点：可以将食材插在菜板上的钉子上进行固定，单手完成切菜的动作。菜板一侧的角上有围挡，具有固定食物的作用，如在单手抹果酱时可以固定面包片。突出的钉子是在单手操作时用来固定食材的，如茄子、土豆等，为了安全起见，不使用时需将三角形安全盖子盖上，如图 7-25 所示。

（2）适用人群：所有上肢周围神经损伤患者。

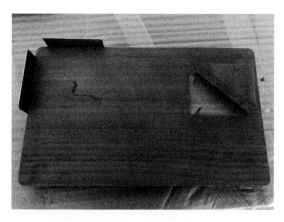

图7-25　改造的砧板

6. 剪刀

（1）特点：通过抓握使用剪刀，并自动弹开，如图7-26所示。

（2）适用人群：桡神经损伤引起的手指伸展肌力弱的患者。

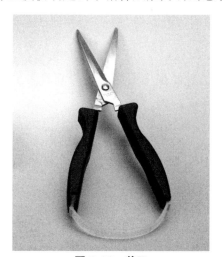

图7-26　剪刀

六、操作物品辅助器具

1. 开瓶器

（1）特点：将开瓶器固定在瓶口，利用力学原理，转动开瓶器，方便打开瓶盖，如图7-27所示。

（2）适用人群：程度较轻的不完全性上肢周围神经损伤患者。

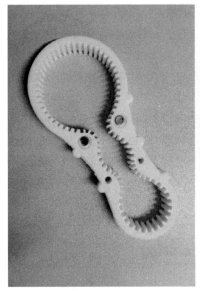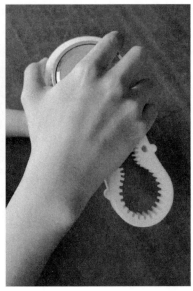

图 7-27 开瓶器及使用

2. 夹持拾物器、延伸拾物器

（1）特点：在拿取物件时，可以借助夹持拾物器或延伸拾物器来完成动作，如图 7-28 所示。

（2）适用人群：上臂丛神经损伤引起的肩关节前屈角度不足的患者和制动引起的肩、肘关节活动度受限的患者。

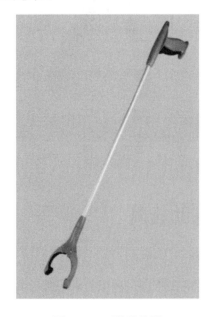

图 7-28 延伸拾物器

七、学习、工作、休闲娱乐辅助器具

1. 握持器具

（1）特点：将适配件安装于钢笔、铅笔、毛笔等书写或绘画工具上，便于书写或绘画，如图 7-29、图 7-30 所示。

（2）适用人群：上肢周围神经损伤引起的手部抓握能力不足及手部精细动作能力障碍患者。

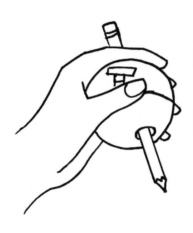
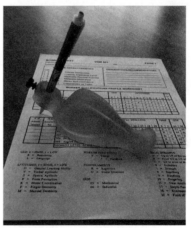

图 7-29　握笔器

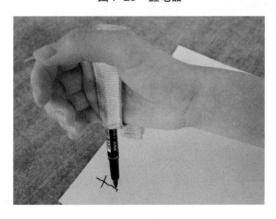

图 7-30　利用万能袖带写字

2. 书本阅读架

（1）特点：将书固定于支撑架或固定架上，可用健手进行翻书动作，如图 7-31 所示。

（2）适用人群：上肢周围神经损伤引起的仅能单手操作的患者。

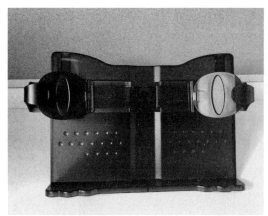
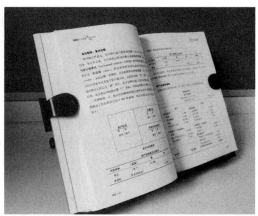

图 7-31　书本阅读架

3. 翻书器

（1）特点：上肢周围神经损伤造成的手指功能下降可导致翻书动作困难，可利用比较常见的橡胶指套进行补偿，如图 7-32 所示。

（2）适用人群：不完全性上肢周围神经损伤的患者。

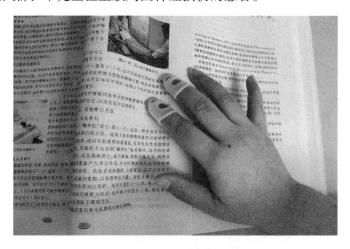

图 7-32　翻书器

4. 垂直鼠标

（1）特点：使用垂直鼠标时前臂保持中立位，可减少腕关节背伸角度，减轻对腕关节处正中神经的压迫，如图 7-33 所示。

（2）适用人群：腕管综合征患者。

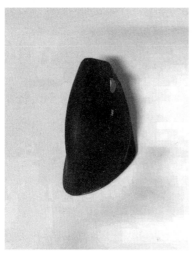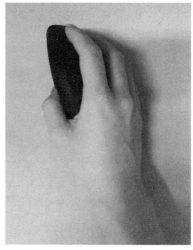

图 7-33　垂直鼠标及使用

5.辅助固定的三脚架、纸牌架

（1）特点：可辅助固定相机或纸牌，解放患手，如图 7-34 所示。

（2）适用人群：臂丛神经损伤引起的上肢力量不足、手部握力与捏力的不足或耐力差的患者。

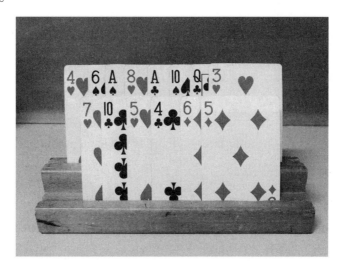

图 7-34　纸牌架

参考文献

［1］高秀来，于恩华.人体解剖学［M］.北京：北京大学医学出版社，2009.

［2］王强，郭铁成.周围神经疾病康复［M］.北京：人民卫生出版社，2020.

［3］布罗兹曼，曼斯克.临床骨科康复学：基于循证医学方法［M］.洪毅，蒋协远，曲铁兵，译.第3版.北京：人民军医出版社，2015.

［4］赵辉三.假肢与矫形器学［M］.北京：华夏出版社，2005.

［5］陈小梅.临床作业疗法学［M］.第二版.北京：华夏出版社，2013.

［6］恽晓平.康复疗法评定学［M］.第二版.北京：华夏出版社，2014.

［7］沃尔夫，等原著者.格林手外科手术学［M］.田光磊，蒋协远，陈山林，译.第6版.北京：人民军医出版社，2012.

［8］赵正权.低温热塑矫形器实用技术［M］.北京：人民卫生出版社，2016.

［9］全国残疾人康复和专用设备标准化技术委员会.康复辅助器具　分类和术语：GB/T 16432—2016［S］.北京：中国标准出版社.2016：10.

［10］薛漪平.生理疾病职能治疗学Ⅲ：临床实物应用［M］.台北：禾枫书局，2015.

［11］朱镛连，张皓，何静杰.神经康复学［M］.北京：人民军医出版社，2010.

［12］卓大宏.中国康复医学［M］.北京：华夏出版社，2003.

［13］JACOBS M A. Orthotic Intervention for the hand and upper extremity［M］. Baltimore：Wolters Kluwer，2014.

［14］JETTE A M. The promise of assistive technology to enhance activity and work parkicipation［M］. Washington，DC：The National Academies Press，2017.

［15］SKIRVEN T M. Rehabilitation of the hand and upper extremity［M］.6th ed. Philadelphia，PA：Mosby，2011.

［16］坪田貞子.熱可塑性スプリント作製マニュアル ー基礎から臨床応用まで［M］.東京都：三輪書店株式会社，2012.

图书在版编目（CIP）数据

上肢周围神经损伤与辅助器具应用 / 中国残疾人辅助器具中心主编. -- 北京：华夏出版社有限公司，2024.1

ISBN 978-7-5222-0611-0

Ⅰ. ①上⋯ Ⅱ. ①中⋯ Ⅲ. ①上肢－周围神经系统疾病－康复训练－医疗器械 Ⅳ. ①R496

中国国家版本馆 CIP 数据核字（2023）第 250395 号

上肢周围神经损伤与辅助器具应用

主　　编　中国残疾人辅助器具中心
责任编辑　张晓瑜
责任印制　顾瑞清

出版发行　华夏出版社有限公司
经　　销　新华书店
印　　刷　三河市万龙印装有限公司
装　　订　三河市万龙印装有限公司
版　　次　2024 年 1 月北京第 1 版
　　　　　2024 年 1 月北京第 1 次印刷
开　　本　787×1092　1/16 开
印　　张　13
字　　数　218 千字
定　　价　69.00 元

华夏出版社有限公司　　地址：北京市东直门外香河园北里 4 号　　邮编：100028
　　　　　　　　　　　　网址：www.hxph.com.cn　　电话：（010）64663331（转）
若发现本版图书有印装质量问题，请与我社营销中心联系调换。